DE

LA STUPEUR

DANS L'ALIÉNATION MENTALE

DE LA

TEMPÉRATURE DANS CET ÉTAT MORBIDE

Curæ leves loquuntur, ingentes stupent,
SÉNÈQUE.

PAR

Le Dr Ernest BAYLE,

PARIS
A. PARENT IMPRIMEUR DE LA FACULTÉ DE MEDECINE
31, RUE MONSIEUR-LE-PRINCE. 31

1880

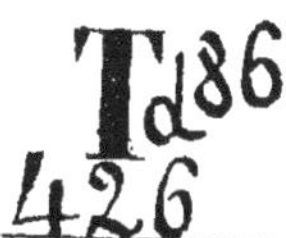

DE

LA STUPEUR

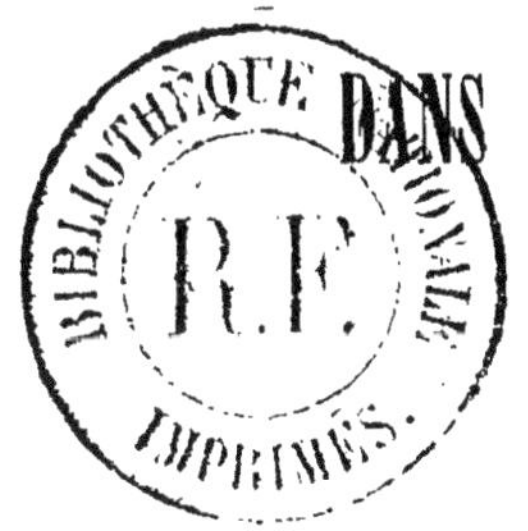

DANS L'ALIÉNATION MENTALE

DE LA

TEMPÉRATURE DANS CET ÉTAT MORBIDE

Curæ leves loquuntur, ingentes stupent,
SÉNÈQUE.

PAR

LE Dr Ernest BAYLE,

PARIS

A. PARENT IMPRIMEUR DE LA FACULTÉ DE MEDECINE
31, RUE MONSIEUR-LE-PRINCE. 31

1880

DE

LA STUPEUR

DANS L'ALIÉNATION MENTALE

DE LA

TEMPÉRATURE DANS CET ÉTAT MORBIDE

CONSIDÉRATIONS PRELIMINAIRES.

Nous nous proposons l'étude d'un état morbide qui a été l'objet de travaux importants, surtout de la part des médecins français. Si nous nous permettons de traiter ce sujet après Esquirol, Marcé, Baillarger, Delasiauve, Etoc Demazy, Dagonet, etc., c'est que divisés sur l'origine et la nature de la stupidité ces auteurs éminents l'ont diversement considérée. Ayant eu l'occasion d'en observer plusieurs cas, — on les trouvera à la fin de ce travail, — nous avons pu suivre attentivement ses diverses manifestations pathologiques et reproduire, par la déposition de malades arrivés à la guérison, l'état psychologique qu'ils ont présenté pendant le cours de cette si remarquable affection. Nous avons, en outre, cherché à connaître la température centrale, ses rapports avec la température périphérique et aussi avec la respiration et la circulation. Poussant plus loin nos recherches, et mettant à profit la très remarquable communication de M. le professeur Broca à l'Association française pour l'avancement des sciences (Congrès du Havre), sur la température du cerveau, nous avons pris la mesure thermométrique de cet organe dans cette maladie, et essayé d'en tirer des déductions physiologiques. Avant d'aborder l'examen des diverses questions que notre sujet renferme, il convient, croyons-nous, de résumer succinctement les idées et les opinions des auteurs qui s'en sont occupés les premiers.

HISTORIQUE.

Pinel connut cet état morbide auquel il donna improprement le nom d'idiotisme et en indiqua l'étiologie. « Certaines personnes, dit-il (1), douées d'une sensibilité extrême, peuvent recevoir une commotion si profonde par une affection vive et brusque, que toutes les fonctions morales en sont comme suspendues ou oblitérées ; une joie excessive comme une forte frayeur peut produire ce phénomène si inexplicable » et il rapporte deux observations très remarquables

(1) Traité sur l'aliénation mentale, p. 184 et 185.

que nous trouverons plus loin. « Les affections vives et inattendues, dit-il encore dans une remarque, produisent quelquefois, sur des jeunes personnes du sexe, un état d'idiotisme, surtout lorsqu'elles ont lieu à l'époque de l'écoulement périodique, et qu'il en résulte une suppression brusque. » Cet illustre médecin indique (1) également l'épuisement et la faiblesse comme causes très actives de l'état du stupide dont il fait le tableau suivant (2) : « ...... regard fixe et sans expression, immobilité automatique, point de parole, point de geste expressif, indifférence absolue pour toutes sortes d'aliments. »

Esquirol combattit l'opinion de Pinel et fit ressortir les caractères différentiels qui ne permettaient pas de rapprocher cette affection de l'idiotie ; malheureusement il tomba dans une erreur semblable en la considérant comme une forme de la démence qu'il appela démence aiguë. Son invasion est brusque et sa guérison s'obtient facilement à l'aide des toniques et des stimulants. Elle se déclare (3) à la suite d'écarts passagers de régime, d'une fièvre, d'une hémorrhagie, d'une métastase, de la suppression d'une évacuation habituelle, du traitement débilitant de la manie. Quelquefois elle se termine par une explosion de manie aiguë qui est alors critique. Il cite l'observation d'un malade dont la démence aiguë alternait avec l'excita-

(1) Loco citato, p. 186.
(2) Idem, p. 103.
(3) Des maladies mentales, t. II, p. 64.

tion maniaque, et qui, pendant les intervalles lucides, put lui faire le tableau de l'état où il se trouvait durant la période de stupeur : « Mon intelligence est nulle, je ne pense pas, je ne vois et n'entends rien ; si je vois, si j'apprécie les choses, je garde le silence, n'ayant pas le courage de répondre ; mes sensations sont trop faibles pour qu'elles agissent sur ma volonté. »

Georget, distinguant nettement cet état morbide de l'idiotie et de la démence, lui donna le nom de stupidité. Si ce délire, dit-il (1), ressemble en apparence à ces deux modes d'altération, combien sa nature en diffère puiqu'il n'y a jamais eu d'intelligence dans l'idiotie et qu'il n'y en aura plus dans la démence, et il le définit : absence accidentelle de la manifestation de la pensée, soit que le malade n'ait pas d'idées, soit qu'il ne puisse les exprimer.

M. Etoc Demazy, dans sa thèse inaugurale (2), conserve le nom de stupidité, et lui donne pour caractère principal la suspension et l'embarras de l'intelligence ; mais il ne la regarde pas comme une forme de la folie. C'est plutôt pour lui une complication de la manie ou de la monomanie, et il en attribue la cause à une infiltration interstitielle de sérosité dans le cerveau. Nous reviendrons sur cette opinion lorsque nous nous occuperons de l'anatomie pathologique. Elle est, du reste, partagée par Guislain qui avait remarqué chez un grand nombre de malades atteints de stupidité

(1) De la folie, p. 117.
(2) De la stupidité considérée chez les aliénés, p. 41.

l'infiltration des diverses parties du corps, ainsi que l'œdème des circonvolutions cérébrales.

Ferrus définit cet état morbide : la suspension rapide, apyrétique et curable de toutes les facultés cérébrales.

En 1843, M. Baillarger fit paraître un mémoire (1) très important et très remarquable à tous égards où il s'attache surtout à démontrer l'exercice des facultés chez les individus atteints de cette affection, dont il forme une variété de la mélancolie qu'il appelle mélancolie avec stupeur. L'analyse des symptômes offerts par les malades qu'il a examinés lui prouve que cet état est caractérisé : 1° intérieurement par la perte de conscience du temps, des lieux, des personnes, par l'existence du malade dans un monde imaginaire; des illusions et des hallucinations nombreuses; la suspension de la volonté; enfin, par un délire de nature exclusivement triste. 2° Extérieurement par l'inertie, l'immobilité, une apparence de stupidité, la perte ou la diminution de la sensibilité. Le mélancolique, avec stupeur, dit-il, ne peut détourner sa pensée des idées qui l'obsèdent, son intelligence comme son corps est dans un état de détente et de passivité ; quand la maladie s'aggrave les idées s'obscurcissent et il se produit un état de stupeur ; la voix s'éteint, la circulation languit, les extrémités se refroidissent, les sphincters se paralysent et les excrétions deviennent involon-

(1) De l'état désigné chez les aliénés sous le nom de stupidité. Annales médico-psychologiques, 1843.

taires. En 1853 (1) l'éminent médecin de la Salpêtrière fit paraître une nouvelle étude qui n'est que la confirmation de la première. Du reste, il ne nie pas les cas de stupeur exempts de tout délire, de tout signe de mélancolie ; exemples assez rares, dit-il, qui ne sauraient être confondus avec la mélancolie avec stupeur.

Acceptant les idées émises par M. Baillarger, Renaudin (2) appela lypémanie stupide la mélancolie avec stupeur. Cet état, dit-il, a été trop souvent confondu avec la démence dont il se distingue sous tous les rapports, il doit être rapporté à la lypémanie et en constitue une variété assez fréquente.

L'état mental connu sous le nom de stupidité, dit de son côté Aubanel (3), ne consiste pas, comme on l'avait cru longtemps, en une sorte de suspension ou d'abolition des facultés morales ou intellectuelles ; c'est d'ordinaire une forme de mélancolie profonde où le malade, ayant l'esprit plongé dans un monde fantastique et tourmenté par des illusions et par des hallucinations terribles, reste dans la stupeur et dans l'engourdissement, soit machinalement, soit plutôt par la crainte et la terreur que lui inspirent ses rêves maladifs. C'est à M. Baillarger, dit-il encore, qu'appartient l'honneur d'avoir éclairé ce point de pathologie mentale, et d'avoir assigné le vrai caractère de

(1) De la mélancolie avec stupeur. Annales médico-psychologiques, 1853.

(2) Rapport sur l'asile de Fains, 1846.

(3) Annales médico-psychologiques, 256-257.

cette forme de délire ; et il déclare adopter pleinement toutes les conclusions de ce savant médecin.

M. Sauze (1) distingue deux espèces de stupidité : l'une franche qui offre la suspension plus ou moins complète des facultés ; l'autre mixte qui est la transition naturelle de la stupidité à la lypémanie et présente à la fois les symptômes de ces deux affections. Elle n'est pas un état morbide isolé, et peut s'observer dans plusieurs maladies qu'elle complique ; le plus souvent c'est à la lypémanie qu'elle succède. D'autres fois elle est primitive et se montre au début sans qu'il y ait la moindre trace de délire.

Marcé (2) adoptant l'opinion ds M. Baillarger nie la stupidité comme genre distinct de folie et la rattache à la mélancolie dont il décrit une troisième forme ayant la dépression comme caractère dominant. Toutefois, il ne conteste pas l'existence de faits dans lesquels les convalescents affirment que pendant leur état de maladie ils ne pensaient à rien, ne désiraient rien, et vivaient dans une confusion d'idées complète ; mais ils lui paraissent insuffisants pour séparer la stupidité de la mélancolie.

Morel (3) admet la stupidité primitive survenant d'emblée à la suite d'une cause morale comme une douleur imprévue. Le même état peut encore se pro-

(1) De la stupidité, de sa nature psychologique et de son traitement, 1852.

(2) Traité des maladies mentales, p. 327 et suivantes.

(3) Traité des maladies mentales, p. 448 et suivantes.

duire par suite de l'épuisement extrême des forces du malade, de la concentration excessive de la pensée sur un point douloureux, d'hallucinations terrifiantes qui subjugent l'aliéné, l'immobilisent, le réduisent à un état purement automatique, et il reconnaît que M. Baillarger a parfaitement fait ressortir que tous les malades atteints de stupeur étaient loin d'accuser une suspension complète des facultés intellectuelles. Il désigne encore comme causes de cette affection l'excitation maniaque, les convulsions épileptiques, l'intoxication alcoolique, l'hystérie et la paralysie générale. Mais dans ce cas la résolution des forces physiques, la suspension complète des facultés trouvent leur explication dans la nature même du mal, sans qu'il soit nécessaire d'invoquer l'influence du délire ou de l'hallucination.

M. Gambari (1), médecin-directeur du manicome de Ferrare, après avoir discuté les différentes opinions émises sur la stupidité, et tout en rendant hommage au travail de M. Baillarger établit que cette forme de maladie peut dépendre : 1° d'une suppression totale ou partielle des facultés intellectuelles ; 2° d'une cause organique qui produit la compression par une infiltration séreuse dans la substance cérébrale (c'est la théorie de MM. Etoc Demary, Guislain, Scipion Pinel) ; 3° d'une suspension ou de l'impression sans lésion physique appréciable des facultés expansives, tandis que les facultés réceptives ou internes conser-

(1) Annales médico-psychologiques, 1854, t. VI, p. 299.

vent quelque énergie et ne deviennent que rarement inertes.

M. Delasiauve (1) a formulé une opinion complètement opposée à celle de M. Baillarger. Par le mot de stupidité, dit-il, l'esprit s'est toujours représenté une torpeur intellectuelle, une absence plus ou moins absolue d'idées, l'exercice de la pensée aboli ou entravé, une disposition enfin pareille à celle dont chacun de nous peut se surpendre atteint dans certains moments où les fonctions sont inertes, comme paralysées. Cette définition établit entre la forme lypémaniaque et stupide une différence fondamentale. Il y aurait entre elle toute la distance de l'activité à l'atonie, de l'énergie à la nullité des opérations cérébrales.

M. Brière de Boismont (2), se fondant sur l'analogie de l'état des aliénés stupides avec l'état des rêves, émet, l'idée qu'il y a dans la stupidité comme dans les rêves deux périodes, dans l'une on conserve le souvenir des songes dans l'autre, l'obtusion de l'intelligence est entière.

M. Foville fils distingue une lypémanie partielle et une lypémanie générale qui comprend la stupidité.

Dans un très remarquable mémoire (3) et dans son traité des maladies mentales, M. Dagonet s'est attaché à démontrer l'existence de la stupidité comme forme spéciale d'aliénation ayant ses caractères, sa physio-

(1) Du diagnostic différentiel de la lypémanie. Annales médico-psychologiques, 2e série, t. III, p. 284 et suivantes.

(2) Des hallucinations, p. 162.

(3) De la stupeur dans les maladies mentales, etc., 1872.

nomie propre, ses phases et présentant ses indications sous le rapport du pronostic et du traitement. L'état du malade au point de vue physiologique lui fait distinguer deux sorte de stupidité; dans le premier cas il y a suspension presque complète des facultés intellectuelles, la stupeur est portée au plus haut degré, à peine remarque-t-on à un degré moindre, chez celui qui en est atteint, quelques idées vagues, incohérentes et des actes absolument automatiques qui ne sauraient être l'expression d'aucune espèce de pensée. Dans le second cas, la suspension existe jusqu'à un certain point, puisque les notions les plus élémentaires du raisonnement viennent à manquer, celles du temps, des lieux, de l'espace.... etc mais aussi elle s'accompagne d'un délire sensorial des plus intenses, délire triste avec une dépression morale plus ou moins forte; les malades en conservent le souvenir et ont la conscience de l'embarras dans lequel se trouvait leur pensée et des entraves apporteés à l'exercice de leurs facultés. L'éminent médecin de Sainte-Anne s'élève contre la dénomination de stupidité qui lui paraît être assez mal choisie, peu scientifique et propose les mots de stuporalgie, stupémanie et eptomanie (πτεω, saisir d'effroi).

Dans un travail qui obtint le prix Esquirol, M. Cullerre (1) se rallie complètement à la manière de voir de M. Baillarger et cite plusieurs observations intéressantes à l'appui.

(1) Etude clinique de la lypémanie stupide. Annales médico-psychologiques, 1873.

La Revue médico-psychologique (1) a donné un excellent résumé d'un travail publié par M. Hayes Newington de l'asile d'Edimbourg, sur le sujet qui nous occupe. Ce travail a pour but de faire ressortir les caractères différentiels de deux formes de stupeur : selon qu'il y a suspension des facultés, ou délire concomitant plus ou moins intense, M. Hayes Newington donne à la première forme le nom de stupeur anergique (α privatif ἔργον action), et à la seconde celui de stupeur délirante (declusional stupor). Un tableau synoptique reproduit par la Revue a pour but de grouper et d'opposer ces caractères différentiels.

Si nous résumons les différentes opinions que nous venons d'examiner, nous voyons que les auteurs sont loin d'être d'accord sur l'origine et sur la nature de la stupidité ; que tandisque pour les uns cet état morbide est simple, pour les autres il est complexe, et l'on distingue facilement trois idées principales qui l'ont tour à tour fait considérer :

1° Comme un symptôme qui vient s'ajouter à d'autres symptômes ou une complication d'une forme d'aliénation mentale préexistante ;

2° Comme une forme de la lypémanie ;

3° Comme un genre de folie distinct ayant droit d'être examiné à part et de prendre place dans la nosologie.

Ces divergences à la vérité sont plus apparentes que réelles, car tous les auteurs admettent implicitement

(1) Annales médico-psychologiques, mai 1878.

la suspension des facultés, c'est une question de degré. En prouvant l'existence du délire chez un grand nombre de stupides, M. Baillarger fit voir combien était erronée l'opinion qui donnait la suspension complète des opérations psychiques comme caractère pathognomonique de la stupidité ; mais à son tour il nous paraît tomber dans une erreur semblable lorsqu'il s'efforce de démontrer que cette condition ne se présente jamais dans cette affection. Il ne nie pas cependant qu'il y ait des cas où l'apsychie ne soit manifeste, les faits de ce genre sont trop positifs et trop nombreux. Marcé lui-même en convient, pour être révoqués en doute, mais il refuse de les considérer comme appartenant au même groupe morbide. Nous devons reconnaître que du moment qu'il fait rentrer la stupidité dans la classe des lypémanies, la logique ne lui permettait pas d'agir autrement. Il est évident qu'un malade dont la nullité intellectuelle est constatée ne saurait être un lypémaniaque.

Il nous semble que le raisonnement de l'illustre médecin de la Salpêtrière présente une contradiction. En refusant de comprendre sous la même dénomination deux états morbides dont les symptômes psychiques présentent une différence à la vérité, mais toute de quantité et non de qualité, il applique en les exagérant les principes sur lesquels repose la classification d'Esquirol, mais il n'en est plus de même lorsqu'il nous dit avec M. Etoc Demary que la suspension des facultés ne saurait caractériser un genre de folie. Pourquoi? nous ne croyons pas qu'on puisse arbitrairement tenir compte de tel symptôme psychologique qu'on déclarera pathognomonique et refuser le même caractère à tel autre de même nature dont l'importance n'est pas moindre. Bien que, ainsi que nous le verrons, la suspension des facultés soit loin d'être le seul signe que nous invoquions pour légitimer la place de la stupidité dans le cadre des maladies mentales, il nous sera facile de montrer après M. Dagonet que bon nombre d'affections ne doivent leur existence dans la classification qu'à des symptômes de même valeur. Qu'est ce qui caractérise la démence si ce n'est l'affaiblissement des facultés? L'imbécillité, l'idiotie, sur quoi reposent-elles en tant qu'espèces nosologiques, si ce n'est sur le manque de développement de ces mêmes facultés ? Et ce que nous disons de ces genres de folie, nous pourrions le dire de bien d'autres. On ne saurait logiquement admettre que lorsque la dépression, la perversion des facultés, suffisent pour caractériser des genres particuliers, il n'en fût pas de même de la suspension de ces mêmes facultés. Un autre point mérite de fixer notre attention. Nous avons vu que M. Baillarger admettait qu'il existe des cas authentiques où l'apsychie était manifeste. Comment l'a-t-on constatée ? Par la déclaration des malades qui ont guéri ; de sorte que si la guérison ne s'était pas produite, on n'aurait pu le savoir avec certitude et on aurait compris parmi les mélancoliques des individus qui présentaient la nullité de la pensée. Nous savons bien qu'il existe des signes différentiels, mais ils sont loin d'être toujours apparents et d'avoir une valeur absolue: on a dû très-certainement se tromper et identifier des états psychologiques bien différents; et les caractères qui ne permettent pas toujours de distinguer deux variétés suffiraient pour séparer nettement deux espèces distinctes!

On a critiqué et on critiquera probablement encore la classification des maladies mentales que nous a laissée Esquirol. On lui a reproché d'être vague, et partant, de n'apprendre presque rien de la maladie. « C'est une classification (1) grossière de certains phenomènes bien marqués; ce n'est pas une classification exacte des diverses variétés du mal qu'on désigne sous le terme générique de folie; elle ne nous apprend rien quant à la cause de telle forme particulière de la maladie et à sa marche, sa durée, ses chances de terminaison, son traitement. » Certes, nous reconnaissons jusqu'à un certain point le bien fondé d'une semblable critique; il serait certainement désirable qu'on pût doter la science mentale d'une classification ayant pour base des caractères fixes, stables, sans transformations ni interprétations variables; mais nous croyons avec M. Dagonet (2) que toute espérance de cette nature est illusoire, et que, seules les sciences exactes peuvent arriver à une semblable perfection. C'est pourquoi nous ne pouvons mieux faire, pour le moment, que de suivre l'invitation de M. Baillarger. « Conservons, dit ce savant médecin (3), la classification d'Es-

(1) Mandsley. Le crime et la folie, p. 71.
(2) Annales médico-psychologiques, janvier 1878
(3) Annales médico-psychologiques, janvier 1878.

quirol tant que les progrès de la science ne nous permettent pas de la remplacer par une meilleure. » Au reste, l'expérience a surabondamment démontré l'excellence de ce conseil, car ce ne sont pas les essais qui ont fait défaut, bien au contraire. Chacun a voulu avoir sa théorie, sa classification; mais jusqu'à présent toutes les tentatives ont été vaines et stériles. Toutefois, nous estimons qu'on peut, tout en conservant la division du maître, tenir grand compte des symptômes physiques des maladies. La science mentale ne peut qu'y gagner, et nous sommes persuadé que dans plusieurs cas ces derniers caractères peuvent contribuer pour une large part à faire mieux ressortir la légitimité de certains groupes morbides.

Cela dit, plus nous étudions ce remarquable état qui a nom stupidité, sa physionomie si caractéristique, ses symptômes physiques et psychiques, son évolution, son mode de terminaison si particulier, plus nous sommes convaincu de la nécessité d'en faire une espèce nosologique et de le décrire comme une des formes principales de la folie. Nous reconnaissons tout le premier l'habile argumentation et le savoir profond qu'ont mis à combattre cette manière de voir les auteurs les plus considérables, et, parmi eux, un des maîtres de la science, M. Baillarger. C'est à ce médecin, dirons-nous avec Aubanel et Morel, qu'on doit l'analyse la plus parfaite de l'état psychologique que présente le stupide ; c'est lui qui a donné à cette affection pour caractères essentiels : la confusion des idées, des sensations, des perceptions, accompagnée du délire le plus généralisé. Il a constaté en outre la perte de la conscience du temps, des lieux, des personnes, la suspension de la volonté. A part le délire, que nous admettons dans un très grand nombre de cas, puisque nous en faisons la caractéristique d'une forme de la stupidité, mais dont l'existence nous paraît énoncée d'une façon trop générale, on ne saurait mieux représenter l'état pathologique qui nous occupe. Et si à ce tableau nous ajoutons, avec le pronostic si exceptionnellement favorable, les signes physiques qui ne sont pas moins remarquables et qui, à notre avis, doivent être mis sur le même plan que les manifestations psychiques, cette physionomie qu'il est impossible d'oublier, cette passivité, cette immobilité invincible, ce relâchement musculaire, cet état général enfin qui résulte du ralentissement et du trouble des fonctions de l'organisme et qu'accompagne un abaissement marqué de la température centrale et périphérique, nous croyons être en droit de dire : existe-t-il dans toute la classification des maladies mentales une espèce nosologique mieux établie?

La stupidité est très souvent secondaire, et c'est le plus ordinairement à la lypémanie qu'elle succède. Dans ce cas, le malade peut conserver en partie les idées fixes, les hallucinations qui caractérisaient l'affection primitive ; c'est en s'appuyant sur cet état qu'il a si bien fait connaître, que M. Baillarger déclare que la prétendue stupidité n'est autre chose qu'une forme de mélancolie, qu'il a appelée mélancolie avec stupeur. L'argument nous paraît plus spécieux que juste.

Qui ne sait que, lorsqu'une affection succède à une autre, il arrive souvent que le malade conserve néanmoins plusieurs des symptômes qui servaient à caractériser la première ? Le dément, pour ne citer que ce cas, ne présente-t-il pas souvent certains des caractères de sa manie ou de sa monomanie antérieure ? Nous avouerons cependant que parfois on ne laisse pas que d'être embarrassé pour donner un nom à ces états pathologiques composés. Ces difficultés, qui peuvent se présenter à propos de la plupart des formes de folie, ont été signalées par les auteurs. On rencontre, dit M. Jules Falret (1), des états qui, sous certains rapports, participent des caractères des délires généraux et qui, par certains autres côtés, se rapprochent des délires partiels ; il en résulte que toute ligne de démarcation sérieuse devient impossible entre les délires généraux et les délires partiels. Mais, abstraction faite de ces difficultés présentement insurmontables, qui prouvent uniquement l'imperfection de la classification dite psychologique, nous croyons que les caractères différentiels de la stupidité et de la lypémanie n'en sont pas moins essentiels. M. Baillarger lui-même (2) a contribué à la démonstration de cette vérité. Il a résumé sa manière de voir en disant : il y a entre le mélancolique ordinaire et le malade atteint de stupeur des caractères bien tranchés, qui peuvent être comparés à ceux qui existent entre la veille et le som-

(1) Annales médico-psychologiques, 1851, p. 154.
(2) Annales médico-psychologiques, 1853, p. 344.

meil. Avec MM. Delasiauve et Dagonet, nous croyons que cette différence qui existe entre ces deux affections rend nécessaire leur description séparée.

DÉFINITION.

Complétant la définition de Georget, nous dirons : la stupidité est une forme d'aliénation mentale ordinairement curable, caractérisée par l'absence de la manifestation de la pensée, soit que le malade n'ait pas d'idées, soit qu'il ne puisse les exprimer, par le ralentissement de toutes les fonctions de l'organisme et par l'abaissement de la température.

SYMPTOMES PSYCHIQUES.

Les symptômes psychiques sont très variables dans cette maladie ; ils se présentent sous deux aspects bien tranchés et rendent obligatoire sa division en deux variétés. Dans un cas, les facultés sont suspendues presque complètement, les perceptions sont nulles, les émotions absentes, le cerveau est pour ainsi dire paralysé ; les malades n'ont pas le sentiment de leur personnalité, ils sont envahis par un anéantissement moral et intellectuel. On est arrivé à connaître cet état remarquable en les interrogeant pendant leur convalescence. M. Sauze (1) a rapporté l'observation d'un individu

(1) Annales médico-psychologiques, 1853, t. V, p. 344.

qui fut pris de stupeur à la suite d'une grande frayeur et qui, arrivé à la guérison, raconta qu'au plus fort de sa maladie il ne pensait à rien et ne sentait rien. Il déclara qu'il n'avait jamais eu ni idée triste ni hallucination pénible; il ne répondait pas aux questions qu'on lui faisait, parce qu'il ne pouvait pas parler; il se rappelait du reste entièrement toutes les particularités de son affection.

Tel est encore le cas de ce malade rapporté par M. Berthier (1), qui, à la suite d'accès maniaques, fut pris de stupeur. Lorsqu'elle eut disparu, il raconta qu'aucune voix ne lui inspirait de terreur, ne lui intimait des ordres; il n'avait nulle conscience d'avoir assisté à des scènes affligeantes ou d'avoir vu des personnes qui le menaçaient; parents et amis lui étaient indifférents. Il n'avait d'aversion pour qui que ce soit, et quand on s'étonnait qu'il fût resté ainsi pendant un an et demi comme une statue, il avouait n'y rien comprendre. Le malade de l'observation IV nous fournit un autre exemple du même état psychologique. Voici les demandes et les réponses qui furent échangées lorsque la stupeur fut dissipée : « Pourquoi faisiez-vous des difficultés pour manger? — Je ne sais pas. — Saviez-vous où vous étiez? — Je ne m'en rendais pas compte. — Votre frère est venu vous voir, pourquoi ne lui avez-vous pas parlé? — Je ne l'ai pas reconnu, et puis je ne pouvais pas parler. — Pourquoi? — Je ne sais pas pourquoi, mais je ne

(1) Gazette des hôpitaux, 11 novembre 1869.

pouvais pas. — Entendiez-vous des voix qui vous menaçaient ou vous défendaient de répondre? Voyiez-vous quelqu'un ou quelque chose qui vous fît de la peine? — Personne ne me menaçait et je ne voyais rien.— Souffriez-vous quelque part? — Non.— A quoi pensiez-vous? — A rien. »

C'est une chose digne de remarque qu'au milieu de cette absence à peu près complète de la vie psychique, le malade puisse conserver la plupart du temps la faculté de reproduire la notion des choses dont il a été le témoin passif.

Les différents exemples de stupidité que nous ont rapportés les anciens appartiennent à cette dernière forme, et ils sont tous produits par de violentes secousses morales. Tel est le cas de Niobé, que les poètes nous représentent transformée en rocher à la suite du meurtre de ses quatorze enfants; tel est celui de la femme de Loth, que la légende représente changée en statue de sel pour avoir assisté à l'incendie et à la destruction de la ville qu'elle habitait. Pinel rapporte (1) deux autres cas remarquables qui nous paraissent devoir être insérés ici : « Un artilleur, l'an II de la République, propose au comité de salut public le projet d'un canon de nouvelle invention dont les effets doivent être terribles. On en ordonne un certain jour l'essai à Meudon, et Robespierre écrit à son inventeur une lettre si encourageante, que celui-ci reste comme immobile à cette lecture et qu'il est bientôt

(1) Aliénation mentale, p. 185.

envoyé à Bicètre dans un état complet d'idiotisme. A la même époque, deux jeunes réquisitionnaires partent pour l'armée, et, dans une action sanglante, un d'entre eux est tué d'un coup de feu à côté de son frère; l'autre reste immobile et comme une statue à ce spectacle. Quelques jours après on le fait ramener dans cet état à la maison paternelle. Son arrivée fait la même impression sur un troisième fils de la même famille : la nouvelle de la mort d'un de ses frères et l'aliénation de l'autre le jettent dans une telle consternation et une telle stupeur, que rien ne réalisait mieux cette immobilité glacée d'effroi qu'ont peinte tant de poètes anciens et modernes. » Il y a un mot qui, s'il était français, qualifierait bien à notre avis ce genre de stupeur : c'est le mot « médusique. » On sait que la tête de Méduse avait la propriété de changer en pierre quiconque la regardait. Lorsqu'elle est primitive, elle est généralement produite par une commotion intense et soudaine, mais elle peut être secondaire et se déclarer à la suite de convulsions et de fatigue nerveuse prolongée. L'observation IV est un exemple de cette forme de stupidité. Elle tire son intérêt de ce que le malade a pu rendre compte de l'état psychologique dans lequel il se trouvait.

D'autres fois, les malades sont en proie à des conceptions délirantes, confuses à la vérité, vagues, isolées, disparates, sans développement logique, sans aucune espèce d'association, puisque le raisonnement ne saurait exister en l'absence de ces éléments indispensables : idées de temps, d'espace, de personnes. M. Baillarger a parfaitement fait connaître les hallucinations et les illusions auxquelles ils sont en proie. Elles sont extrêmement pénibles : c'est l'échafaud qui les attend ; ce sont des tenailles qui leur arrachent les chairs ; c'est un peigne à chanvre qu'on leur enfonce dans le cerveau (voir la lettre ci-dessous) ; c'est le crucifiement. Tout ce que l'imagination peut inventer d'atroce et d'épouvantable leur est départi. D'autres fois ce sont des figures hideuses, menaçantes qu'ils aperçoivent ; c'est la terre qui s'enfonce, le soleil qui s'éteint, les morts qui sortent de leurs sépulcres, en un mot, c'est un bouleversement général, le chaos. C'est surtout chez les alcooliques que la stupeur est accompagnée de sensations de nature effrayante. Nous croyons devoir insérer ici une lettre d'un de nos malades (obs. VIII), qui reproduit assez exactement ce remarquable état psychologique. Elle nous paraît d'autant plus intéressante, qu'écrite en entier de sa main et sur notre demande, elle est la reproduction fidèle des diverses impressions qu'il a éprouvées. Nous ne faisons que la copier textuellement :

« Monsieur le Docteur,

« Je suis âgé de 38 ans, père de quatre enfants en bas-âge, dont l'aîné a seulement 9 ans. Je suis aussi, malheureusement, veuf depuis deux ans. Je crois que la perte de ma femme a été la cause essentielle de la détermination d'aliénation mentale dont j'ai été terriblement atteint. J'ai eu la fièvre typhoïde à 18 ans qui m'a laissé un mal de tête que je prenais pour la migraine. Comme c'était au moment de mes études, je n'ai guère pris de repos et me suis, au contraire, fatigué beaucoup, car j'avais des facilités pour apprendre assez médiocres. Je reprends pour vous dire que j'ai gardé ma femme huit mois et demi malade, sans espoir de pouvoir la sauver; moi-même, pendant sa maladie, j'ai éprouvé une assez grande fatigue de quinze jours La perte que j'avais éprouvée m'a frappé au cœur et m'a laissé, avec l'amer chagrin, un profond ennui. Six mois après son décès, j'ai encore eu le malheur de perdre ma mère et ma sœur, qui sont mortes à trois semaines d'intervalle l'une de l'autre. C'est dix-huit mois après la mort de ma femme, au mois de janvier, que je me suis senti indisposé par un froid par tout le corps ; de là en est suivie une constipation qui résistait aux remèdes que l'on m'ordonnait. Je suis resté environ une quinzaine de jours sans presque rien prendre que de la tisane. Après, j'ai fait une courte convalescence, et c'est dans ces jours-là qu'il me semblait voir des étrangers aller et venir. L'ennui me dominait, et j'avais l'esprit si distrait que je n'étais capable d'aucun travail. J'en avais perdu le goût, ce qui me chagrinait encore beaucoup, car le travail était ma seule ressource. Sans doute que ma maladie empirait de plus en plus ; je croyais avoir des visions, et il me semblait toujours que quelqu'un venait pour me faire du mal et qu'on allait faire mourir mes enfants et moi.

Des fois même il me semblait qu'on les faisait souffrir de la manière la plus cruelle, qu'on les frappait avec férocité, et même qu'on les crucifiait. Une nuit il me sembla que la maison s'écroulait; une autre nuit, qu'il y avait entière confusion, que la terre s'était retournée sens dessus dessous à deux reprises différentes, que les morts se levaient dedans le cimetière, qu'il fallait partir et passer par la croisée pour aller plus vite, et que, d'ailleurs, il fallait mourir pour passer en un autre monde. J'avoue que j'avais perdu entièrement la raison. Je ne connaissais plus personne. Je ne savais plus où j'étais ni ce que je faisais. Il me semblait entendre des musiques et le son du tambour; d'autres fois des esprits me parlaient. Mon incarcération à l'asile, que je prenais pour le purgatoire ou l'enfer, m'a produit de fortes émotions, qui m'ont agité énormément et laissé un tremblement, spécialement dans le côté gauche et au milieu de la colonne vertébrale, entre les épaules. Je ne savais où j'étais, et les personnes que je voyais paraissaient changer de physionomie à chaque instant. Il me semblait que la terre allait s'enfoncer et que le soleil ne donnait plus sa lumière comme autrefois. Il me semblait assister au jugement dernier sans rien comprendre. Il me semblait aussi que lorsqu'on me menait à l'asile on me faisait faire le tour de la terre, qu'il y avait, en définitive, un bouleversement dans l'univers. Quant à ne pouvoir parler, j'en attribue la cause à un excès de fatigue et à quelques convulsions nerveuses. J'oubliais de vous dire, Monsieur le Docteur, que je me suis senti, pendant peut-être une quinzaine de jours, les nerfs et le cerveau déchirés comme avec un peigne pour le chanvre. Dans tout le courant de ma maladie, j'ai été extrêmement fatigué. Maintenant je vais mieux, et je me sens le même courage qu'avant d'être malade. Je vous prie de m'excuser de ce long détail et me croire...

« *Signé* : L... »

Un autre exemple de stupidité avec délire nous est fourni par l'observation que le Dr Legrand du Saulle (1) a rapportée et qui concerne le quasi fameux dormeur de Bicêtre. Cet individu présenta, en effet, un sommeil apparent et non discontinué pendant plus de 7 mois. A la suite d'un délire religieux très intense, il tomba dans un état de stupeur à forme léthargique, pendant lequel on put constater, à différentes reprises, la persistance de son délire et un état de demi-conscience manifeste.

Il est facile de voir, par les exemples que nous avons donnés, combien sont différents les états psychologiques des malades atteints de cette affection. Avons-nous besoin de faire remarquer qu'entre ces cas extrêmes il en existe une infinité d'intermédiaires qui les relient et permettent de les comprendre dans une seule et même maladie? Tel est celui du jeune Ven..., garçon de café, qui est sorti cette année par guérison. Ce jeune homme avait été tellement effrayé en passant

(1) Gazette des hôpitaux, novembre 1869.

sous une locomotive, qu'il se mit à trembler et resta plongé pendant trois mois dans la stupeur la plus profonde. Nous lui avons demandé avant son départ de mettre par écrit les sensations qu'il avait éprouvées pendant sa maladie. Voici sa déclaration que nous copions textuellement, en respectant le style et l'orthographe : « Le médecin me demande ce que j'ai éprouvé. J'avais eu tellement peur quand je passa (*sic*) sous une locomotive à St-Germain-des-Fossés que ça me donna la fièvre à la tête, il me semblait que j'y avais le chemin de fer qui sifflait continuellement. Mais pour le moment je suis dégagé de cette somnambule (*sic*); la peur a passé et la fièvre aussi. » Le malade de l'observation VII nous fournit un exemple du même genre. Il nous a affirmé que pendant sa maladie il ne pensait à rien, n'entendait aucune voix menaçante ou non, et n'avait aucune vision. Il ne savait pas où il était, et ne se rendait pas compte de sa position ; il était, selon son expression, assommé. Lui ayant demandé s'il se rappelait avoir frappé le gardien et pourquoi il l'avait frappé, il nous dit qu'il se le rappelait, mais qu'il ne savait pas pourquoi. Il est possible que cet acte de violence ait été accompli sous l'influence d'une impression fugitive qui, ne s'étant pas renouvelée, n'a pas laissé trace de l'ébranlement nerveux.

C'est à la forme délirante que convient surtout le nom de stupémanie proposé par M. Dagonet. Bien que la composition n'en soit point très correcte, ce mot nous paraît très heureusement choisi. Le radical rappelle la stupeur, caractère essentiel, et la terminaison vient de μανια, qui signifie délire. Sous la dénomination de stupeur délirante (delusional stupor), M. Hayes Newington n'a fait qu'en donner la traduction.

DE LA TEMPÉRATURE CÉRÉBRALE DANS LA STUPIDITÉ.

Les physiologistes ont démontré que lorsque le cerveau entre en activité, il devient le siège de modifications physiques qui se manifestent par un dégagement de chaleur qu'on a mesuré. Le Dr Lombard, de Boston (1), se livra le premier à des recherches de cette nature. Au moyen d'appareils thermo-électriques, il prit la température extérieure de la tête chez l'homme et constata que les excitations sensorielles, qu'elles vinssent du toucher, de la vue ou de l'ouïe, déterminaient une augmentation de chaleur. Toute cause susceptible de produire une émotion, un acte psychique, donnait le même résultat. Ces expériences furent reprises par Schiff (2), qui se servit d'instruments capables d'enregistrer les variations les plus légères et qui étaient appliqués contre la substance même de l'organe cérébral. Ses conclusions furent les mêmes, et il démontra que cette augmentation de chaleur était

(1) J.-E. Lombard. Expériences sur l'influence du travail intellectuel sur la température de la tête. Archives de physiologie normale et pathologique, 1869, p. 670.

(2) Schiff. Mémoire dans Archives de physiologie, 1870, p. 451.

complètement indépendente de la circulation. C'est également l'opinion de Claude Bernard (1). A son tour, M. le professeur Broca a obtenu des résultats analogues aux précédents, à la suite d'expériences qui nous ont servi de modèles. Il a constaté qu'à l'état de repos la température moyenne du cerveau, un peu plus élevée à gauche qu'à droite, était de 33°,82, et qu'à l'état d'activité, — lecture à haute voix pendant dix minutes, — la température moyenne, sensiblement égale des deux côtés, s'élevait à 34°, 23. Nous avons pensé qu'il pourrait être intéressant de connaître l'état calorique du cerveau chez les stupides. Pour l'obtenir, nous avons répété les expériences de M. Broca, dont nous avons copié aussi servilement que possible le mode d'opérer. Nous nous sommes servi de thermomètres, — 4 au lieu de 6, — dont les cuvettes étaient appliquées par une de leurs faces contre la boîte crânienne, tandis que l'autre était maintenue dans une sorte de sachet recouvert de lames de ouate, afin d'éviter l'influence de la température extérieure. Les sachets ont été disposés autour du crâne et assujettis à l'aide d'une bande d'étoffe qui était fixée derrière la tête. Par ce moyen, nous avons eu la température de quatre points différents symétriques deux à deux. Les deux thermomètres antérieurs ont été placés directement en arrière des apophyses orbitaires externes, les deux postérieures au-dessus de l'oreille,

(1) Cl. Bernard. De la chaleur animale. Revue scientifique, 1872.

dans la région temporale. Pour la brièveté du langage, nous avons désigné ceux de gauche par F (frontal), T (temporal), ceux de droite par F', T'. En additionnant les nombres donnés par les quatre instruments et en divisant la somme par 4, nous avons obtenu le température moyenne. Nous devons déclarer que, bien que les différents points aient présenté de légères variations, ces variations ne nous ont offert aucun fait digne de remarque, attendu qu'elles n'étaient pas constantes. Pour éviter, autant que possible, toute cause d'erreur, nous n'avons pas tenu compte des premiers résultats obtenus, nous avons voulu habituer préalablement nos malades avec notre mode d'opérer, dont la nouveauté aurait pu déterminer un travail psychique. On nous fera observer que les thermomètres étant appliqués sur la boîte crânienne recouverte de couches d'épaisseur variable, on ne pourrait avoir la température réelle de l'encéphale. Nous ne nierons pas ces causes d'erreur qui nous paraissent cependant insuffisantes pour compromettre le résultat de l'opération, car le temporal et le frontal ont une petite épaisseur et ils sont recouverts de parties molles très minces. Sachant que les cheveux étaient des corps mauvais conducteurs de la chaleur, nous les avons écartés soigneusement, et, lorsqu'ils étaient trop épais, nous avons eu la précaution de les raser. Voici le résultat de nos expériences, qui ont été faites pendant près de trois mois sur les huit malades dont on trouvera les observations à la fin de cette étude.

TABLEAU A.

Obs. I.	Obs. II.	Obs. III.	Obs. IV.	Obs. V.	Obs. VI.	Obs. VII.	Obs. VII.
R.	V.	D.	F.	D.	C.	G.	L.
34.01	34.11	34	33	33.92	33.80	34.21	34.23
34.31	34.16	34 07	33.13	33.92	33.76	34.17	34.17
34.16	34.27	34	33.11	34.11	33.90	34.03	34.03
34.18	34.28	34.03	33.14	34.09	34.09	34.09	34.27
34.13	34.23	38.98	33.12	34.15	33.97	33.94	34.16
34.03	34.06	34.01	33.16	34	34.12	34.11	34.09
34.07	33.98	33.96	33.06	34.12	34.07	34.19	34.39
34.17	34	34.02	33.11	34.11	33.96	34.17	34.13
34.09	33.96	33.97	33.22	34.17	34.03	33.96	34.35
34.03	34.05	33.91	33.23	34.07	34.14	33.99	34.08
33.99	34.13	33.96	33.32	34.15	34.12	34.11	34.13
34.11	33.95	33.94	33.41	34.19	34.17	34.07	34.21
MOYENNES.							
34.10	34.09	33.98	33.16	34	34.10	34.08	34.18

L'examen de ce tableau nous permet de faire plusieurs remarques intéressantes. On peut voir que la température du cerveau chez les stupides est variable; que, tandis que chez l'un d'eux (obs. IV) (1), elle accuse un degré inférieur à celui que présente le cerveau de l'homme sain à l'état de repos (33°,82), chez d'autres, au contraire, elle est plus élevée et se rapproche de celle qui a été constatée dans le cerveau de l'homme sain lorsque cet organe est en activité (34°,23). On peut voir également que la variation thermométrique peut être considérable chez le même malade, et qu'elle

(1) Il est bon de remarquer que c'est le malade dont l'état psychologique a accusé la nullité absolue de la pensée (voir p. 21).

peut atteindre près d'un tiers de degré dans les vingt-quatre heures, 34°,09 contre 34°,39 (obs. VIII)(1). Les malades dont l'abaissement calorique est considérable ne paraissent pas sujets à des changements si étendus et si soudains ; la différence s'élève environ à 1/10 dans le même laps de temps (obs. IV). N'en pourrait-on pas trouver la raison dans les changements physiques que détermine l'activité cérébrale? Schiff (2) a démontré que lorsqu'on fait subir à un animal la même forte impression, toujours identique à elle-même, il se produisait une décroissance dans l'effet calorique. « Prenons, dit-il, un poulet, dont nous frapperons la vue ou l'ouïe par des moyens appropriés : la première impression qui arrivera chez l'animal non préparé suscitera chez lui des actions réflexes psychiques plus vives que les excitations suivantes de même nature, puisque l'oiseau s'y habituera insensiblement.» Il en résulte, croyons-nous, que les actions réflexes sont d'autant plus vives que les sensations qui les ont produites sont plus différentes dans leur nature. Chez le stupide, loin d'être identiques, les conceptions délirantes sont vagues, disparates, sans aucune espèce de rapport entre elles et essentiellement mobiles. Elles se succèdent rapidement, de telle sorte que celles qui précèdent sont d'un ordre différent de celles qui suivent. Le malade est, pour ainsi dire,

(1) C'est le malade qui nous a décrit longuement les sensations qu'il avait éprouvées pendant le cours de son affection (voir p. 24 et suiv.).

(2) Loco citato.

continuellement soumis à une première impression, et il doit en résulter pour l'organe cérébral un état calorique essentiellement variable.

PHYSIONOMIE. — MOUVEMENT.

La physionomie du malade traduit bien le double état psychologique que nous avons constaté. Dans la stupémanie, les traits tirés, contractés, expriment l'anxiété, la douleur, l'épouvante; tandis que dans l'autre forme, ils sont dans un état de relâchement complet, sans aucune espèce d'expression. Le regard est alors vague, terne, hébété, coïncidant généralement avec une dilatation des pupilles qui sont, au contraire, contractées dans le premier cas. Elles présentent quelquefois une inégalité qui doit mettre en garde et faire songer à une affection paralytique. L'œil, tantôt fermé, tantôt mi-clos, est tourné vers la terre; d'autres fois, il est largement ouvert, il regarde droit devant lui, fixant toujours le même point, comme si le malade était soumis à une expérience d'hypnotisme. (R.., de l'observation I, présentait cette particularité d'une façon remarquable, l'œil fixe, sans clignement, ressemblait à celui d'une statue.) Les paupières sont quelquefois le siège d'une inflammation chronique (tel était encore le cas de D..., obs. III). Tantôt à demi ouverte, tantôt fermée, la bouche laisse écouler ou retient la salive, qui prend alors une odeur infecte; les narines pulvérulentes laissent généralement échapper les mucosités nasales. Sale, les cheveux en désordre, la tête droite ou penchée, le menton sur le sternum, le malade est tantôt assis ou accroupi, tantôt debout toujours au même endroit; les mains cyanosées, froides, humides, visqueuses, sont pendantes ou appuyées l'une sur l'autre ordinairement dans le même ordre; de telle sorte qu'il n'est pas rare, ainsi que l'a remarqué M. Cullerre, que celle qui est dessus soit le siège d'une éruption érythémateuse; d'autres fois elles sont fermées et laissent échapper, lorsqu'on les ouvre, une odeur insupportable, déterminée par des produits de sécrétion accumulés. Le système moteur tout entier participe à l'atonie générale. Les malades, avons-nous dit, restent à la même place dans l'immobilité la plus complète; lorsqu'on les conduit, ils obéissent machinalement à l'impulsion. Quelquefois cependant ils montrent de l'obstination, et opposent une grande force d'inertie à la main qui veut les aider à se mouvoir. Chez quelques-uns la maladie revêt la forme cataleptique, — cataleptoïde de Monro.— Nous l'avons observée chez les deux malades des observations II et III. On avait beau donner à leurs membres des postures bizarres ou pénibles, ils restaient dans la direction qu'on leur imprimait.

SENSIBILITÉ MORALE ET PHYSIQUE.

La sensibilité morale est abolie chez le stupide; c'est vainement qu'on lui parle de sa famille ou de ses intérêts, et qu'on cherche à faire vibrer les sentiments les plus capables de produire une émotion. Toute tentative de ce genre est accueillie par l'indifférence la plus complète, la statue est insensible et n'a ni affection, ni passion. La sensibilité physique est profondément altérée : nous avons pincé et piqué la peau de nos malades sans déterminer la plupart du temps des sensations appréciables. La titillation de la luette que nous avons pu pratiquer à deux reprises a été sans résultat, elle n'a produit aucune contraction. A l'encontre d'autres observateurs, nous avons constaté l'action de la lumière sur la pupille qui se rétrécissait.

RESPIRATION ET CIRCULATION.

Cet état général d'inertie détermine des modifications remarquables dans l'état de la respiration et de circulation. Au lieu d'être régulières et profondes les inspirations sont courtes, irrégulières, saccadées, échelonnées, comme si le malade cherchait à retenir son souffle, et c'est à peine si l'œil perçoit un léger soulèvement des parois thoraciques. A l'auscultation le murmure vésiculaire, qui accompagne l'expansion normale du tissu pulmonaire, est remplacé par un bruit confus, un bourdonnement particulier que l'on retrouve dans l'engouement du poumon. On pourrait croire qu'étant moins étendues les inspirations compensent ce manque d'ampleur par une succession beaucoup plus rapide ; il n'en est rien, les observations que nous avons recueillies ne laissent aucun doute à cet égard. On sait qu'il existe à l'état normal un rapport déterminé entre le nombre des pulsations et celui des inspirations ; ce rapport n'est pas conservé dans l'état morbide qui nous occupe, et il suffit de jeter un coup d'œil sur le tableau que nous avons établi ci-après pour voir que, tandis que les pulsations augmentent d'une façon quelquefois considérable, les inspirations sont loin de se développer dans la même proportion. Cette observation avait, du reste, été faite par Marcé. Cette gêne des organes respiratoires ne permettant pas au sang de prendre, au contact de l'air, l'oxygène dont il a besoin ; ce liquide chargé d'acide carbonique circule lentement et reste stagnant dans les vaisseaux distendus. Il en résulte d'abord un refroidissement général, la cyanose et l'œdème des pieds et des mains, le gonflement des paupières, la bouffissure de la face et l'infiltration des poumons qui, étant dans un état d'engouement perpétuel, exposent singulièrement les malades aux affections thoraciques. D'un autre côté, on comprendra facilement que ce sang, en partie désoxygéné, ait une action spéciale sur les centres nerveux, et partant sur les facultés dont ils sont les organes.

L'état du pouls nous paraît devoir fournir un élément important pour établir le diagnostic différentiel des deux formes que nous avons admises dans la stupidité. Fréquent, précipité en général dans la stupémanie (obs. VIII), il est lent et très faible dans l'autre variété (obs. IV). Sans grand changement dans ce dernier cas, il est très mobile et très variable dans le premier, le nombre des pulsations pouvant augmenter ou diminuer dans des limites étendues. Nous avons vu que le rapport qui existe à l'état normal entre le nombre des inspirations et celui des pulsations n'était pas conservé; ne pourrait-on pas, au contraire, trouver une relation entre l'état du pouls et l'état calorique de l'organe cérébral? Et la cause qui produit une élévation de température ne détermine-t-elle pas en même temps une accélération dans les battements du cœur? L'observation a prouvé depuis longtemps qu'une forte émotion précipite la circulation et la rend irrégulière. Toute impression, dit Magendie (1), toute sensation un peu vive retentit sur le cœur dont elle change et le rhythme et l'énergie des contractions. De son côté Claude Bernard (2) s'exprime ainsi : Chez l'homme, le cœur est le plus sensible des organes de la vie végétative, et il reçoit le premier de tous l'influence cérébrale; le cerveau est le plus sensible des organes de la vie animale, et il reçoit le premier de tous l'influence de la circulation du sang. Il résulte de là que les deux organes culminants de la machine vivante sont dans des rapports incessants d'action et de réaction, dans une solidarité réciproque, d'autant plus intime que l'organisme devient plus développé, plus délicat. M. Vulpian (1) indique le mécanisme des réactions cardio-vasculaires d'origine émotionnelle. C'est

(1) Leçons sur les phénomènes de la vie, t. III, p. 159.
(2) Leçons sur les tissus vivants, p. 465 et 466.
(3) Leçons sur le système nerveux, p. 70.

dans les hémisphères cérébraux, dit-il, que se produisent les émotions morales, la joie, la tristesse, par exemple, et c'est là que ces émotions vont mettre en jeu, par l'intermédiaire d'autres centres (la protubérance), ces émotions que nous avons nommées émotionnelles. Nous avons vu combien étaient intenses les sensations du stupémaniaque ; nous croyons qu'il est conforme aux données de la physiologie d'admettre leur action sur l'organe central de la circulation, et de leur attribuer en partie les modifications fonctionnelles dont il est le siège.

Quoi qu'il en soit, voici un tableau comparatif indiquant le nombre des pulsations et des inspirations prises chez les malades dont nous rapportons les observations.

TABLEAU B.

Obs. I.		Obs. II.		Obs. III.		Obs. IV.	
R.		V.		D.		F.	
Puls.	Insp.	Puls.	Insp.	Puls.	Insp.	Puls.	Insp.
92	21	94	19	98	18	62	15
07	24	100	29	94	21	60	13
102	28	77	18	72	17	61	14
92	17	92	19	74	22	58	16
78	28	102	25	92	29	61	13
86	25	74	27	74	17	62	15
94	16	96	18	68	21	61	14
76	22	92	26	96	16	63	15

Obs. V.		Obs. VI.		Obs. VII.		Obs. VIII.	
D.		C.		G.		L.	
Puls.	Insp.	Puls.	Insp.	Puls.	Insp.	Puls.	Insp.
70	16	84	27	96	17	91	22
82	25	75	18	78	19	86	29
68	15	68	18	74	23	81	34
	19	82	21	94	18	77	19
92	16	72	17	72	31	103	21
69	19	81	26	76	17	92	31
68	14	73	27	92	16	99	25
71	21	78	26	92	21	79	27

Ce tableau nous permet de constater : 1° que dans la stupidité le pouls est très variable, fréquent et précipité dans certains cas, tandis que dans d'autres il est plus lent qu'à l'état normal; 2° qu'il n'existe aucun rapport entre le nombre des pulsations et celui des inspirations, celles-ci ne suivant pas celles-là dans leur proportion ascendante, et pouvant rester stationnaires ou même diminuer lorsque les autres augmentent de fréquence; 3° que, lorsque les pulsations sont moins nombreuses qu'à l'état normal, elles varient dans des limites moins étendues (obs. IV); 4° qu'en général elles paraissent plus fréquentes et plus variables, — sans rien d'absolu du reste à cet égard, — lorsque la température cérébrale est plus élevée. (Comparer les deux tableaux.)

TEMPÉRATURE PÉRIPHÉRIQUE.

Tous les médecins ont constaté la sensation de froid que donne le contact des extrémités (mains) chez le stupide. Nous avons pensé qu'il serait intéressant d'en connaître la température réelle et de la comparer à l'état calorique interne, comme à celui de l'air extérieur. Nous avons cru devoir ajouter l'état thermométrique d'un autre point de la périphérie du corps. Voici comment nous avons procédé à ces différentes observations : nous avons appliqué simultanément les cuvettes de deux thermomètres à la paume de la main que nous avons maintenue fermée à l'aide d'une bande et à la partie externe de la jambe, au niveau du mollet. L'instrument a été fixé à ce dernier endroit au moyen d'une autre bande qui recouvrait six lames de ouate destinées à empêcher l'action du milieu ambiant. La température de ce milieu était donnée par un troisième thermomètre, pendant qu'un quatrième placé dans le creux axillaire accusait l'état calorique interne. Nous avons, à dix reprises différentes, répété ces expériences sur chacun de nos malades. Nous avions dressé un tableau détaillé pour chacun d'eux, en raison de son étendue nous nous sommes contenté d'insérer ici les moyennes obtenues ; elles nous paraissent indiquer suffisamment les rapports qui existent entre les températures de ces diverses régions. Toutefois, nous avons fait une exception en faveur de l'état calorique interne dont on trouvera plus loin les résultats complets.

Il est facile de voir par ce tableau que la température de la main et de la jambe varie avec celle de l'extérieur, et que la différence qu'elle accuse avec la chaleur interne est très considérable, beaucoup plus qu'à l'état normal où elle est de cinq à six degrés. La jambe présente un état calorique plus élevé, d'abord parce qu'elle est protégée par le pantalon et ensuite parce que l'épaisseur des tissus étant plus grande, il se fait une plus petite déperdition de chaleur.

TABLEAU C.

TEMPÉRATURE MOYENNE.

	Obs. I.	Obs. II.	Obs. III.	Obs. IV.
	R.	V.	D.	F.
L'aisselle..	36.03	35.90	35.78	35.87
La salle...	15.23	17	18.20	16.03
La main..,	18.52	21.22	22.37	20.27
La jambe..	24.46	26.38	28.42	26.56

	Obs. V.	Obs. VI.	Obs. VII.	Obs. VIII.
	D.	C.	G.	L.
L'aisselle..	35.76	36.04	36.06	36.10
La salle...	12.23	17.27	15.41	14.91
La main...	16.42	22.44	21.26	22.52
La jambe..	23.55	27.35	27.92	26.96

TEMPÉRATURE INTERNE.

La chaleur animale a pour cause la combustion ou oxydation qui se produit dans l'organisme tout entier. Le carbone et l'hydrogène renfermés dans les aliments et les divers tissus sont brûlés par l'oxygène que nous respirons. Il découle naturellement de ce fait que l'état calorique sera en raison directe de l'énergie de la nutrition et de la respiration, et de la richesse des aliments en carbone et hydrogène. Cette combustion s'accomplit dans tous les organes, principalement dans les muscles, les centres nerveux et les glandes. La chaleur qui en résulte est distribuée par le sang dans toutes les parties du corps, et le système nerveux préside à la régularisation de cette distribution. Nous avons vu déjà combien incomplète était la respiration chez le stupide ; les fonctions de nutrition ne sont pas moins languissantes ; la sensation de faim et de soif ne se produisant plus, les malades n'ingèrent qu'une quantité d'aliments insuffisante, et ils seraient même exposés à périr d'inanition si les personnes chargées de pourvoir à leurs besoins ne suppléaient à leur manque d'initiative. Il en est qui refusent obstinément toute nourriture et qu'on est obligé de faire manger à la sonde ou autrement. A la suite de refus de ce genre qui se produisirent chez les malades des observations I et III nous dûmes avoir recours à l'alimentation forcée. Les organes digestifs semblent participer à l'inertie générale, et, ainsi que le fait remarquer M. Cullerre, il arrive quelquefois que les aliments ne sont pas assimilés. Nous avons constaté également une contipation opiniâtre qui présente des indications spéciales. De cette insuffisance dans la nutrition il résulte en même temps qu'une moins grande production de chaleur un état d'amaigrissement qui arrive quelquefois à l'émaciation la plus complète. M. Sauze a remarqué (1) que, contrairement à ce qui avait lieu dans la plupart des

(1) Loco citato.

autres formes de l'aliénation mentale, le retour de l'embonpoint était un symptôme favorable dans la stupidité, et qu'en général il faisait présager une terminaison heureuse de la maladie. Les différents auteurs ont confirmé depuis cette manière de voir. Une puissante source de chaleur qui se trouve considérablement ralentie chez le stupide c'est celle qui provient de la contraction musculaire, Nous avons noté déjà cette apathie, cette inertie invincible qui lui fait garder la même place, la même position jusqu'à ce qu'une intervention étrangère l'oblige à la quitter. Avons-nous besoin d'ajouter que ce manque d'activité est dû en dernière analyse à l'abolition de la vie de relation, à un défaut d'innervation ?

Le tableau suivant nous fait connaître la température prise à l'aisselle, à dix reprises différentes, chez les huit malades dont nous rapportons les observations

TABLEAU D.

Obs. I. R.	Obs. II. V.	Obs. III. D	Obs. IV. F.	Obs. V. D.	Obs. VI. C.	Obs. VII. G.	Obs. VIII L.
31	35.8	35.6	36.1	35.7	36.2	35.9	35.7
36.1	36	35.8	35.8	36.1	35.8	36.2	36.3
35.8	36.1	35.6	35.7	35.6	36.3	36	36.2
36.2	35.7	35.7	36	35.9	35.6	36.3	36.4
36	35.8	35.7	35.6	35.4	36.2	36.1	36.3
36.2	36.1	36	36.1	36	36.4	36 4	35.9
36.9	35.9	35.8	35.9	35.8	35.9	36.2	35.8
36.2	35.7	36	35.5	35.8	36.3	35.5	36.2
36.1	35.7	35.9	36.1	35.7	35.7	35.8	35.9
35.9	36.2	35.7	35.9	35.6	35.9	36.2	36.2
MOYENNES.							
36.03	35.90	35.78	35.87	35.76	36.04	36.06	36.10

La température ordinaire de l'homme étant dans l'aisselle de 37 degrés, il est facile de voir que dans l'affection qui nous occupe il existe un abaissement marqué. En additionnant les huit moyennes obtenues et en divisant la somme par 8, nous aurons ce qu'on peut appeler l'état calorique interne du malade atteint de stupeur, cet état est de 35°, 94.

SÉCRÉTIONS

Le manque d'innervation et l'affaiblissement de la nutrition ont leur retentissement sur les organes de sécrétions. La peau perd son élasticité et sa couleur normales, elle devient sèche et revêt une teinte cachectique. Elle est souvent le siège d'éruptions asthéniques qui sont évidemment causées par le manque d'énergie de ses fonctions perspiratoires. Marcé a noté une diminution des sécrétions du cuir chevelu, et la sécheresse et l'aspect rugueux des cheveux. Par contre les glandes salivaires, selon la remarque de M. Dagonet, fournissent quelquefois une salive abondante qui tantôt s'écoule librement de la bouche entrouverte, tantôt est retenue et prend alors une odeur fétide. Cette particularité s'est produite d'une façon remarquable chez le malade de l'observation VI : l'écoulement était tellement considérable pendant plusieurs jours que le plancher était mouillé sur plus d'un mètre carré autour de lui. Mais dans ce cas, loin de pronostiquer l'incurabilité, il précéda le retour à la raison, de telle sorte que nous pûmes le regarder comme critique. Quant au produit de la sécrétion urinaire les différents auteurs qui l'ont analysé n'ont signalé rien de particulier dans sa composition chimique ; ils n'ont trouvé ni sucre, ni albumine ; seule, la quantité a paru diminuée,

ANATOMIE PATHOLOGIQUE.

M. Etoc Demazy (1), dans un travail d'ailleurs important, a donné comme lésion caractéristique de la stupidité l'œdème de la substance cérébrale. Au moment, dit-il, où on incise la dure-mère, les circonvolutions larges, aplaties, font hernie à travers les lèvres de l'incision, elles semblent plus volumineuses qu'à l'état normale, et sont séparées non plus par des sillons, mais par de simples lignes sinueuses. La substance des hémisphères est humide, spongieuse, infiltrée de sérosité limpide qu'une pression légère fait suinter en gouttes miliaires à la surface de l'incision ; la couche corticale est d'un gris pâle, la substance médullaire d'un blanc mat, le cerveau présente au tranchant du scalpel beaucoup moins de résistance que dans l'état ordinaire, il semble que la subtance soit ramollie. Guislain et plus récemment M. Scipion Pinel ont décrit des lésions analogues. En 1869 (2) M. Legrand du Saulle publia l'observation d'un individu atteint

(1) Loco citato.
(2) Gazette des hôpitaux, 9 novembre 1869.

de stupeur mélancolique à forme léthargique qui eut son moment de célébrité sous la dénomination de dormeur de Bicètre. Ce malade ayant succombé, l'autopsie fut soigneusement et minutieusement faite par les médecins de Bicètre MM. Luys, Legrand du Saulle etc. Parmi les résultats les plus saillants de ce remarquable examen on constata : 1° la décoloration profonde et accentuée de la substance nerveuse, portant à la fois sur la substance blanche et la substance grise. Cette décoloration était tellement accusée que toute la masse du tissu nerveux semblait comme lavée. La substance grise, celle du cerveau, comme celle du cervelet et de la moelle était littéralement d'une teinte blafarde et grisâtre, trahissant par cela même la raréfaction des canaux vasculaires au milieu de sa trame : cet état caractérisait l'anémie intime et généralisée des centres nerveux, 2° l'atrophie isolée de certaines circonvolutions formant en différentes régions une véritable dépression ombiliquée à la surface onduleuse de la substance corticale, 3° la présence d'îlots de vascularisation partielle isolés nettement les uns des autres dans l'épaisseur de la substance corticale. Ils avaient l'aspect de véritables taches rubéoliques disséminées à la surface de la peau. Bien que ces observations soient extrêmement intéressantes, elles ne sont pas assez nombreuses pour permettre d'établir définitivement l'anatomie pathologique de la stupidité.

FREQUENCE. — PRONOSTIC.

C'est de vingt à trente ans selon le docteur Sauze que la stupidité se montre le plus souvent. D'après le même médecin elle serait plus commune chez les hommes. Cette assertion est contestée par le Dictionnaire des dictionnaires et par M. Cullerre qui la croient plus fréquente chez les femmes. C'est aussi l'opinion de M. Hayes Newington, qui va même plus loin, —trop loin selon nous car il nie chez l'homme l'existence de la stupeur anergique c'est-à-dire sans délire. Elle se termine ordinairement par la guérison ; cependant lorsque la durée dépasse une année le pronostic est moins favorable et la démence lui succède le plus souvent.

ETIOLOGIE.

Les causes de la stupidité sont ou morales ou physiques. Toute violente secousse capable de produire un grand ébranlement du système nerveux peut déterminer cette affection. Toutes passions, dit Montaigne (1), qui se laissent goûter et digérer ne sont que médiocres et il cite le vers bien connu de Sénèque.

« Curæ leves loquuntur, ingentes stupent. »

M. Sauze dans sa thèse fait remarquer que les cau-

(1) Montaigne. Essais, livre 1er, chap. 3.

ses morales qui engendrent la stupidité sont de nature triste, comme s'il devait y avoir, dit-il, un rapport entre la cause et la nature de la maladie. Cette remarque vraie dans la majorité des cas souffre des exceptions, car les joies excessives ont le même résultat, l'observation que rapporte Pinel et que nous avons donnée de cet artilleur devenu stupide à la suite des félicitations de Robespierre en est un exemple remarquable. Mais il est incontestable que les cas de stupeur par excès de joie sont infiniment plus rares, non que la tristesse et la joie aient une action diffèrente (1) ; ce manque de proportion vient plutôt de ce que les sensations douloureuses extrêmes sont plus communes que les autres. L'étiologie de la stupidité fournirait de sérieux arguments au philosophe pessimiste contre les doctrines du docteur Pangloss. Quoi qu'il en soit, les impressions violentes, brusques inattendues, les malheurs qui arrivent subitement, les revers de fortune, la crainte, la terreur sont les principales causes de cette remarquable affection lorsqu'elle est primitive. Dans un très important travail (2) intitulé : De l'influence des grandes commotions politiques et sociales sur le développement des maladies mentales, M. l'inspecteur général Lunier a rapporté un grand

(1) Nous ne prétendons pas que la joie et la douleur aient une action identique sur l'organisme, loin de là, ces deux faits de conscience ont un retentissement bien différent, tant au point de vue physique qu'au point de vue moral, nous ne voulons parler ici que de l'ébranlement nerveux produit : C'est une question de quantité et non de qualité.

(2) Annales médico-psychologiques, 1873, t. IX et X.

nombre d'observations qui font admirablement ressortir l'extrême influence des causes morales sur le développement de la folie. La stupidité a été, comme on pouvait s'y attendre, une des formes les plus communes. Dans un tableau dressé avec soin, cet aliéniste éminent a énuméré les causes directes et indirectes, depuis le chagrin de ne pouvoir marcher à l'ennemi jusqu'à la crainte d'y être obligé. Ce tableau très intéressant pour le médecin ne l'est pas moins pour le moraliste qui pourra constater que tandis que la première cause s'est montrée deux fois, la dernière a déterminé la folie chez quatre vingt-neuf citoyens!

Les causes physiques de la stupidité ont été indiquées par les premiers auteurs qui se sont occupés de cette affection : l'épuisement, la faiblesse, selon Pinel, les écarts de régime, l'hémorrhagie, une métastase, la suppression d'une évacuation habituelle, selon Esquirol, en un mot, tout ce qui produit un affaiblissement ou un trouble de l'organisme, déterminent cette maladie; l'onanisme, les excès vénériens, en causant une grande déperdition de force nerveuse, peuvent encore selon M. Dagonet, avoir le même résultat. La stupidité se déclare souvent aussi dans la convalescence de la fièvre typhoïde; l'épuisement nerveux, l'anémie profonde qui en résultent en sont la cause déterminante. Le malade de l'observation VI nous en fournit un exemple.

DE LA STUPIDITÉ DANS L'ALIÉNATION MENTALE.

Elle peut, dit M. Dagonet, se combiner avec la manie de trois façons différentes : 1° elle fait suite aux accès maniaques ; 2° elle alterne avec eux ; 3° elle les précède. Dans ce dernier cas, Pinel et Esquirol considèrent les accès comme critiques et ils doivent faire pronostiquer la guérison. Lorsque les deux maladies se montrent alternativement, le pronostic est moins favorable et la démence en est la résultante assez souvent. Lorsque la stupidité suit la manie, c'est surtout lorsque cette dernière affection se présente sous la forme la plus violente.

C'est incontestablement à la lypémanie qu'elle succède le plus souvent; toutes ses formes peuvent lui donner naissance, mais c'est au délire religieux qu'elle fait suite la plupart du temps. Ce genre de folie s'accompagne d'une dépression extrême et d'hallucinations qui torturent et terrifient les malades ; c'est ainsi qu'ils se reprochent leurs moindres actions comme des crimes impardonnables qui méritent les peines éternelles, et il n'est pas rare alors de les voir attenter à leurs jours.

Dans la paralysie générale, la stupidité se montre tantôt au début, tantôt à une période avancée de la maladie. Dans le premier cas, il est quelquefois très difficile, pour ne pas dire impossible, de savoir si on a devant soi un paralytique ou un lypémaniaque ; la torpeur où est plongé le malade masque les symptômes différentiels ; par contre, lorsqu'elle se produit à une période avancée, l'inégalité pupillaire, les signes paralytiques, tremblement de la langue, des lèvres, faiblesse des jambes, etc., rendent le diagnostic assez facile.

La même affection survient fréquemment dans l'alcoolisme aigu et présente quelques particularités remarquables. La durée est, en général, très courte et la guérison s'obtient facilement ; elle s'accompagne d'un délire très intense, d'hallucinations et d'illusions sensorielles de nature effrayante : ce sont des animaux hideux, des rats, des serpents, des crapauds qui entourent les malades, qui remplissent leur chambre, qui grimpent sur leur lit et pénètrent sous leurs couvertures ; ce sont des bourdonnements, des sifflements qui frappent leurs oreilles, des précipices qui s'ouvrent sous leurs pas et menacent de les engloutir. Magnus Huss a remarqué que chez ces aliénés la langue et les lèvres sont le siège d'un mouvement fibrillaire, la peau devient jaunâtre, et les muqueuses revètent une teinte violacée.

Dans l'épilepsie, la stupidité est caractérisée plus particulièrement par la suspension des facultés mentales. Le malade de l'observation IV nous en fournit un exemple.

TRAITEMENT.

La stupîdité présente pour ainsi dire dans chaque cas des indications spéciales. Le médecin devra toujours avoir présentes à l'esprit les circonstances dans lesquelles s'est développée la maladie, sa forme primitive ou secondaire, et, dans ce dernier cas, la nature de l'affection qui l'a précédée. Les complications qui se produiront nécessiteront une thérapeutique particulière en rapport avec le résultat à obtenir. Les causes de la maladie sont, ainsi que nous l'avons vu, physiques et morales ; le traitement consistera dans l'emploi de moyens moraux et physiques ; ces derniers sont ou préservatifs ou curatifs.

C'est ainsi qu'on s'attachera à empêcher autant qu'il sera possible ces infiltrations séreuses, qui sont dues en grande partie au ralentissement de la circulation et de la respiration, mais qui proviennent aussi de l'immobilité du malade dans des positions vicieuses. Le refus d'aliments, le manque d'initiative pour l'accomplissement des actes indispensables à la vie, seront l'objet des constantes préoccupations de la personne chargée de lui donner ses soins et nécessiteront l'emploi de moyens particuliers pour y remédier. Le traitement médical proprement dit sera surtout tonique et reconstituant, parce que la stupidité détermine généralement un amaigrissement considérable, parce qu'elle reconnaît souvent pour cause l'anémie et l'épuisement, parce qu'enfin on sait, depuis la remarque de M. Sauze, que le retour à l'embonpoint fait présager la guérison, contrairement à ce qui a lieu dans les autres formes de la folie. L'aloès, le quinquina, le fer, l'alcool, tous les stimulants, en général, devront être mis à contribution. Les sédatifs, les dérivatifs ont donné de bons résultats ; il en est de même des moyens fournis par l'hydrothérapie. Il est impossible d'énumérer tous les remèdes à employer : c'est au médecin à pourvoir aux indications au fur et à mesure qu'elles se présentent.

Le traitement moral a une grande importance dans cette affection. On n'oubliera pas, dit M. Newington, que le cerveau du stupide est une table rase où se peignent les impressions qui viennent du dehors, sans que le malade ait le pouvoir d'écarter les mauvaises. Les conseils bienveillants, les exhortations, la douceur seront employés et auront souvent un retentissement salutaire. Voici un fait absolument authentique, qui fait voir avec quelle énergie les sensations externes agissent parfois sur le cerveau du stupide. C'était pendant l'hiver, dans l'asile de C... Le médecin de l'établissement voulant procéder à l'examen cadavérique d'un aliéné décédé la veille et trouvant la température de la salle des morts beaucoup trop basse, fit apporter le sujet dans une pièce isolée où séjournait le nommé Ray... Ce malade n'avait pas parlé depuis plus d'un an ; il était plongé dans la stupidité la plus profonde ; les excrétions étaient involontaires et il ne prenait de nourriture que celle qu'on lui donnait à la cuiller. Vu son état de décrépitude physique et mentale, on jugea qu'il n'y avait aucun inconvénient à pratiquer l'autopsie en sa présence. A peine le médecin, assisté de deux aides, eut-il plongé son scalpel dans le corps du défunt, que l'exclamation : « Ah ! le b..., il l'a tué ! » se fit entendre, à la stupéfaction des assistants. Ray... ne guérit pas ; il mourut dans la démence l'année suivante, mais, à partir de ce jour, le mutisme disparut.

Observation I.

Stupidité alternant avec excitation. — Catalepsie. — Signes extérieurs de délire pendant la période de stupidité.

R... (Jean), a été transféré de l'asile de Clermont-Ferrand au mois de mars 1878. Voici le certificat médical.

Je soussigné, etc., certifie que le nommé R... (Jean), âgé de 25 ans, sans profession, était atteint de stupeur cataleptique quand on l'a conduit dans l'asile. Il commence à sortir de cet état pour entrer dans la période opposée, celle d'excitation; en effet, du mutisme absolu il est sur le point de passer au bavardage et ce qu'il dit révèle des désordres profonds dans l'association des idées. Il y a lieu de le maintenir, etc.

La période d'excitation ne dura pas : voici quel était l'état de R... au 1er mai de la même année, époque où nous avons pu l'observer. Etat complet de stupeur. Assis sur son banc dans l'immobilité la plus parfaite, R... garde un mutisme absolu qu'aucune excitation ne peut faire cesser. La physionomie exprime l'anxiété; la tête toujours tournée à gauche est droite, les yeux sont tout grands ouverts, le regard est fixe, dirigé vers le même point comme si ce point fascinait le malade; les paupières n'exécutent pas le moindre clignement, c'est un véritable regard de statue. Les bras sont à demi fléchis, les mains froides et bleues sont ouvertes, les jambes œdématiées au niveau des malléoles. R... présente au plus haut degré les signes cataleptiques; on peut lui lever les bras, les abaisser, les mettre dans la position horizontale, ils gardent longtemps la direction imprimée. Le malade ne refuse pas la nourriture mais on est obligé de la lui mettre dans la bouche.

Juin. Même mutisme, mêmes signes cataleptiques, même immobilité des paupières. Le regard est fixe et invariable. Le malade est propre et satisfait à ses besoins naturels. Il y a amaigrissement marqué.

Juillet. Il s'est produit un fait qui est de nature à faire connaître l'état psychologique de R... Quittant subitement son immobilité il s'est mis à genoux, les mains jointes et écartées du corps dans la posture d'un suppliant; en même temps les lèvres étaient agitées comme s'il eût fait une prière. Cette action a duré cinq minutes; au bout de ce temps R... a repris sa place accoutumé et nous avons constaté la même fixité du regard tourné vers le même point et les mêmes signes cataleptiques.

Août. R... continue de prendre sa nourriture à condition qu'on la lui mette dans la bouche. La sensibilité paraît très émoussée sinon éteinte, les piqûres d'épingle et les tiraillements de la peau ne déterminent pas la moindre contraction. Nous constatons également l'insensibilité des pupilles à l'action de la lumière. La catalepsie persiste, le malade est toujours propre et continue à satisfaire à ses besoins naturels.

Septembre. Le fait constaté en juillet ne s'est pas reproduit, les autres signes n'ont subi aucune modification. L'amaigrissement est prononcé.

Octobre. Le 7 de ce mois R..., s'est mis subitement à caresser son voisin, lui passant la main dans les cheveux et sur la figure en poussant plusieurs fois l'interjection oh! A partir de ce moment il a mangé seul, prenant lui-même ses aliments. Il a répondu plusieurs fois par des monosyllabes au gardien, mais il s'obstine à garder le silence lorsque nous le questionnons nous-mêmes. Vers la fin du mois, l'état physique semble s'améliorer. Chose remarquable! la fixité du regard est conservée, il en est de même de l'état cataleptique, les bras gardent toujours la direction qu'on leur imprime.

Novembre. Contrairement à ce que nous croyions être en droit d'espérer, l'amélioration ne fait pas de progrès, l'état du malade est toujours le même. Il a fortement égratigné son voisin et a craché dans ses aliments.

R... n'a jamais offert la moindre résistance lorsque nous avons pris les diverses température qu'on trouvera aux tableaux A, C, D, obs. I. Le tableau B, obs. I, indique le nombre des pulsations et les inspirations correspondantes.

Observation II.

Stupidité consécutive à manie aiguë. — Refus d'aliments. Tendance à la démence.

V..., cultivateur, 26 ans, taille moyenne, constitution assez robuste, antécédents inconnus, renseignements sur sa famille nuls. Ce malade était atteint de manie aiguë à son entrée à l'Asile, il y a quinze mois. Le certificat médical d'entrée porte que : en proie à un délire incohérent, dans une agitation continuelle, vociférant et agressif, il brise ce qui est à sa portée et se livre à des violences dangereuses pour les personnes.

Le mois suivant, l'agitation diminue un peu, mais l'incohérence persiste, et les facultés paraissent très affaiblies. Les certificats mensuels qui suivent constatent des alternatives d'agitation et de dépression. A notre arrivée à l'Asile, V.... (Etienne), atteint de stupidité depuis huit mois, présentait l'état suivant :

Mai 1878. — Debout, à l'entrée de la porte, il resterait toute la journée dans cette position, si on n'intervenait pour le faire asseoir : il obéit alors automatiquement à la pression. Les bras sont à demi fléchis ; les mains froides, cyanosées, humides, sont le siège d'une éruption asthénique ; les jambes sont bleues et œdématiées au niveau des malléoles. La tête est fléchie sur la poitrine ; les yeux mi-clos regardent la terre ; les pupilles présentent une dilatation normale, sans inégalité, et sont sensibles à la lumière. Les paupières sont infiltrées de sérosité, leur bord libre est le siège d'une inflammation chronique. Les traits du visage sont relâchés, la physionomie est sans expression. Les narines laissent écouler les mucosités nasales dont le malade n'essaie pas de se débarrasser; les cheveux sont secs et remplis de pellicules épidermiques. Le mutisme est absolu. V... satisfait à ses besoins naturels et mange les aliments qu'on lui donne à condition qu'on lui mette la cuiller à la main.

Juin. — Même mutisme, même inactivité, même immobilité à la place accoutumée. Il refuse pendant deux jours de suite de prendre de la nourriture. Les autres signes physiques n'ont subi aucune modification.

Juillet. — Aucune amélioration. La langue est sèche et saburrale; V... a présenté une constipation opiniâtre qu'on a combattue d'abord avec l'huile de ricin, ensuite avec l'aloès; amaigrissement marqué.

Août. — La stupeur est la même. La sensibilité est très émoussée : nous avons pu pincer fortement le malade sans déterminer aucun changement dans la physionomie, ni aucun mouvement. Le chatouillement de la muqueuse nasale à l'aide d'une plume a été perçu, mais faiblement.

Septembre. — Les facultés mentales ne se manifestent par aucun acte. Le malade a refusé de nouveau, pendant cinq jours, de prendre de la nourriture, ce qui nous a obligé d'avoir recours à l'alimentation forcée; au bout de ce temps, il a recommencé à manger seul, lorsqu'on lui a mis les aliments à la main. Il continue de satisfaire à ses besoins naturels, mais il ne se préoccupe nullement des soins de propreté les plus vulgaires.

Octobre. — Même état physique et mental sans changement. V... a refusé encore pendant un jour de prendre de la nourriture.

Novembre. — Même passivité, même automatisme, même immobilité. L'appétit est satisfaisant et l'amaigrissement ne fait pas de progrès; les diverses opérations de la nutrition paraissent s'accomplir d'une façon régulière cependant la constipation est assez fréquente. Vu la durée de la stupeur, qui est toujours aussi profonde et l'absence de toute amélioration, nous croyons que V... s'achemine vers la démence. Nous lui appliquons un séton à la nuque.

Les diverses observations de température consignées dans les tableaux A, C, D, obs. II, ont été prises sans aucune opposition du malade. On trouvera au tableau B., obs. II, l'état comparatif des pulsations et des inspirations.

Observation III.

Stupidité consécutive à délire de persécution. — Persistance du délire. — Catalepsie. — Refus d'aliments.

D... (Antoine), 26 ans, sans profession, renseignements sur ses antécédents et sur sa famille nuls. Ce malade a été placé volontairement à l'Asile le 4 avril 1878 pour être traité de monomanie lypémaniaque, caractérisée par une forte dépression intellectuelle et par un délire de persécution très marqué. Livré à la plus noire tristesse, il fuit le bruit et la société de tous le plus qu'il peut, il s'isole et resterait toute une journée couché sur un banc ou accroupi sur une pierre, et quiconque veut l'arracher à son enveloppement lui cause une peine évidente. Il y avait environ un mois qu'il était atteint de stupidité, lorsque nous avons pu l'observer.

Mai. — Etat de stupeur très prononcé. Il reste assis sur un banc dans l'immobilité la plus absolue, le corps plié en deux, les deux bras pendants, rasant le sol. Les yeux sont fermés ainsi que les mains qui exhalent une odeur infecte lorsqu'on les ouvre. On est obligé de le faire manger à la cuiller; il urine sous lui, mais satisfait à ses autres besoins. Les pupilles sont contractées et égales, les traits tirés expriment la souffrance.

Juin. — Pendant huit jours, le malade a refusé de prendre toute espèce de nourriture, et on a été obligé de recourir à l'alimentation forcée. Passé ce temps, il a recommencé à manger comme auparavant. Il s'est produit, dans ce mois, un fait qui prouve que la suspension des facultés n'est pas complète, et que le malade est en proie à un délire systématisé. Le gardien nous a raconté qu'à plusieurs reprises différentes D.... a exécuté des mouvements avec un de ses bras, comme s'il voulait éloigner quelqu'un ou quelque chose.

Juillet. — Même état, sans aucun changement, le malade continue de prendre ses aliments, et urine toujours sous lui. L'amaigrissement est marqué. Nous devons noter une transpiration abondante qui se produit par moments au front et sur le cuir chevelu. Cette sueur, d'autant plus remarquable que l'inertie et l'immobilité du malade sont absolues, est assez considérable pour mouiller complètement les cheveux qui lui servent de conducteurs et la laissent tomber goutte à goutte sur le collet de l'habit.

Août. — Nous avons été témoin pendant ce mois, à deux reprises, des mouvements qu'il exécute avec le bras. Le malade est évidemment halluciné, et ce mouvement n'a pas d'autre but que de repousser une vision quelconque. De nouveau, il refuse de manger pendant cinq jours, puis reprend la nourriture qu'on lui donne. L'excrétion urinaire est toujours involontaire, mais il satisfait à ses autres besoins.

Septembre. — D... a eu un furoncle à la fesse droite, nous avons pratiqué une incision cruciale, qui a déterminé un léger mouvement, mais n'a provoqué aucune plainte ; le mutisme est toujours absolu. Le furoncle est arrivé à complète guérison, sans produire un changement quelconque. La transpiration à la tête revient par moments.

Octobre. — Le même refus de nourriture, constaté déjà, s'est renouvelé pendant trois jours, après lesquels le malade a repris ses aliments. Le gardien a constaté de nouveau, à plusieurs reprises, les mouvements du bras précédemment indiqués. Nous en avons été témoin une fois.

Novembre. — Il ne s'est produit aucune modification dans l'état physique et mental ; un vésicatoire, placé à la nuque, est demeuré sans résultat.

C'est pendant les mois de septembre et d'octobre que nous avons fait les observations de température consignées aux tableaux A, C, D, obs. III. Le tableau B, obs. III, indique le rapport des pulsations et des respirations. Nous n'avons jamais eu à vaincre la moindre résistance de la part du malade ; ce dernier a présenté par moments, à un degré marqué, la forme cataleptique ; on pouvait donner à ses bras les positions les plus bizarres, les plus gênantes sans qu'il essayât de les modifier. La sensibilité physique était très altérée ; cependant les pupilles étaient sensibles à la lumière.

Observation IV.

Stupeur épileptique. — Suspension des facultés intellectuelles. — Ralentissement du pouls. — Abaissement de la température cérébrale. — Etat psychologique connu par déposition du malade.

F... (Jean), 23 ans, entré à l'Asile il y a deux ans, est épileptique depuis son jeune âge. Les attaques, très fréquentes, presque quotidiennes la première année de son internement, ont considérablement diminué, il s'en produit à peine une chaque mois. Ce malade a été soumis au traitement par le bromure de potassium à différentes reprises. Chose remarquable, les facultés présentent un engourdissement et une torpeur plus considérables qu'auparavant.

17 août. Il reste dans son lit et refuse de prendre sa nourriture habituelle. Voici l'état dans lequel nous le trouvons : couché sur le dos, les yeux grandement ouverts, les pupilles extrêmement dilatées et égales, il garde un mutisme absolu, que nous essayons vainement de faire cesser. Le regard est terne et vague, la figure immobile ainsi que le corps, la physionomie est empreinte d'hébétude, l'obtusion est complète, F... est physiquement et moralement anéanti. Il est sale et fait tout sous lui ; le pouls accuse une lenteur remarquable, les mains sont froides. Le lendemain, même état, même idiotisme apparent. Il ouvre cependant la bouche automatiquement lorsqu'on lui touche les lèvres avec la cuiller, et on lui fait prendre des aliments, mais en petite quantité. Le troisième jour, son père vient le voir, mais il ne le reconnaît pas ; le mutisme est toujours absolu, la physionomie hébétée et le corps est toujours inerte dans le décubitus dorsal. La sensibilité

physique est éteinte ; nous avons beau lui pincer et lui tirailler la peau, il ne se produit pas le plus petit mouvement, ni la moindre contraction des traits. Il n'y a cependant aucun signe cataleptique, et lorsqu'on lui soulève les bras, ils retombent par leur propre poids. Nous approchons des yeux la lumière d'une bougie, les pupilles gardent leur dilatation anormale. Cet état s'est continué pendant trois jours, puis le malade paraît sortir de sa torpeur, l'inertie est moindre, l'exercice de la pensée semble revenir ; F... comprend ce qu'on lui dit, mais il s'embarrasse dans ses réponses qui restent inachevées. Enfin, dix-huit jours après le début de cet état de stupeur, il revient à son premier état, les phrases sont courtes, lentes, mais assez précises.

Les différentes mesures thermométriques ont été prises à partir du second jour ; on les trouvera aux tableaux A, C, D, obs. IV. Les pulsations et les inspirations correspondantes ont été notées au tableau B, obs. IV. Enfin ce malade a pu nous faire connaître l'état psychologique qu'il avait présenté pendant la période de stupeur. On trouvera sa déposition à la page 12,

Observation V.

Stupidité consécutive à manie aiguë. — Mouvement automatique. Tendance à la démence.

D... (Emile), 34 ans, journalier, taille moyenne, constitution très robuste. Renseignements sur ses antécédents, nuls, a un cousin, fils d'un frère de son père, à l'Asile. Il est entré le 9 janvier 1878, en proie à une excitation maniaque très violente, qui resta telle pendant les quatre premiers mois qui suivirent sa séquestration et nécessita l'usage de la camisole de force. Il passait ses journées dans une agitation désordonnée, poussant des vociférations et des hurlements, et il se serait livré à des voies de fait contre ceux qui l'approchaient, si la liberté de ses mouvements n'eût pas été entravée. Les bains avec affusion d'eau froide, les douches, les calmants furent employés sans grands résultats. Enfin, le 17 mai, cette agitation, moindre depuis quelques jours, fit place à la stupidité la mieux caractérisée : immobilité invincible, mutisme absolu, physionomie hébétée. Il n'oppose aucune résistance, c'est une véritable machine. Pour lui faire prendre des aliments, on est obligé de lui ouvrir la bouche ave la cuiller ; il ne fait, du reste, aucune difficulté pour les avaler.

Juin. — La stupeur est la même, mais les symptômes physiques s'aggravent. Bien que D... continue à accepter la nourriture qu'on lui introduit dans la bouche, l'appétit est languissant, et l'amaigrissement considérable. Les excrétions urinaire et fécale sont involontaires, on lui met la robe.

Juillet. — Même inactivité, même obtusion, même physionomie exprimant l'hébétude. Les excrétions sont toujours involontaires, il obéit automatiquement à la pression : il marche plié en deux, la tête fléchie, le regard vague et ne s'arrêtant sur rien.

Le 14 de ce mois, D..., sortant de sa torpeur ordinaire, dit au gardien d'une voix impérieuse : « Il me manque des boutons, attachez-les. » Ce sont les seules paroles qui soient sorties de sa bouche.

Août. — La sensibilité physique est à la hauteur de la sensibilité morale, elle est éteinte ou à peu près ; nous avons beau piquer avec une épingle les bras et les jambes, il ne se produit aucun mouvement ; les mains sont froides, visqueuses, les jambes, cyanosées, gardent l'impression du doigt, surtout au niveau des malléoles.

Septembre. — La stupeur est toujours profonde, mais le malade tient sa cuiller et mange lui-même ; les excrétions sont toujours involontaires, et D... est dans l'abjection la plus complète. Même insensibilité physique. Les paupières sont le siège d'un gonflement marqué, la figure est bouffie.

Octobre. — Toujours immobile au même endroit, D.... passe son temps à décrire avec le doigt sur sa robe, au niveau de la ceinture, une circonférence du diamètre d'une pièce de 5 francs. Cet exercice est purement automatique, et certainement l'activité cérébrale n'y est pour rien. La tête est toujours fléchie et le regard hébété. L'amaigrissement est toujours marqué, mais il paraît enrayé.

Novembre. — Même état physique et mental, même exercice automatique pratiqué avec le même doigt (l'index de la main droite) et au même endroit. Ce malade est évidemment dans la démence ou s'y achemine.

On trouvera aux tableaux A, C, D, obs. V, les résultats thermométriques, et au tableau B, obs. V, les inspirations et les pulsations correspondantes.

Observation VI.

Stupidité. — Actes impulsifs. — Obstination extrême. — Sans amélioration au bout de six mois.

G... (Antoine), 33 ans, cultivateur, taille au-dessous de la moyenne, trapu, système musculaire développé. Il est entré à l'Asile le 13 mai 1878. Les renseignements que nous avons pu recueillir sur lui sont malheureusement très incomplets et nuls sur sa famille. Il aurait présenté des convulsions dans son enfance, et aurait reçu une certaine instruction. Il montrait, paraît-il, assez d'aptitude à gérer sa propriété. Quoi qu'il en soit, voici sous quel état il s'est présenté à notre observation : physionomie étonnée, œil mobile ne se fixant nulle part, immobilité complète, quels que soient les ordres qu'on puisse donner. G... est continuellement assis sur un banc, et c'est à peine si les excitations les plus puissantes peuvent de loin en loin arracher une réponse qui ne comprend jamais deux syllabes. Les mains sur les genoux, la tête droite, n'était la mobilité des yeux, il ressemblerait à une statue égyptienne; Tantôt il satisfait à ses besoins naturels, tantôt les matières sont rendues involontairement. Il ne demande jamais à manger, et il mourrait certainement d'inanition, si les personnes chargées de le veiller ne suppléaient à ce manque d'initiative. Chose remarquable, bien que dans une inactivité complète, il déploie une obstination extrême toutes fois qu'on veut le faire changer de place. Il faut soutenir une véritable lutte pour le faire sortir du lit ou pour le conduire au réfectoire. L'état physique est assez bon, l'amaigrissement à peine marqué. La sensibilité physique est très obtuse et les piqûres et les tiraillements de la peau ne déterminent la plupart du temps ni mouvement, ni contraction des traits du visage. Les mains et les jambes sont froides et non œdématiées.

Juin. — Quittant son attitude immobile, G... s'est jeté à plusieurs reprises sur son voisin, et il l'a frappé avec violence. On lui a donné une douche, et on lui a mis le corset. Quand on lui demande pourquoi il s'est livré à des voies de fait, il garde le silence ou répond oui ! non ! sans qu'on puisse savoir si ces actes sont les effets d'un délire systématisé ou d'une hallucination. Il montre toujours le même entêtement et la même obstination à refuser les déplacements indispensables qu'on lui demande. Les narines laissent écouler une grande quantité de mucosités dont il ne cherche pas à se débarrasser ; il est sale et ne prend nul souci de son état.

Juillet. — La stupeur est la même et se manifeste par la même inactivité, la même immobilité. Les mouvements impulsifs persistent également et nécessitent une surveillance de tous les instants. Les réponses qu'on obtient sont toujours brèves, confuses, sans rapports avec les questions. Il n'y a pas trace d'association dans les idées.

Août. — Aucune amélioration ; même obtusion intellectuelle.

Septembre. — Un vésicatoire à la nuque, des douches répétées, des purgatifs n'ont amené aucun résultat sensible. G... montre par moments quelques signes légers de catalepsie.

Octobre. — La nullité psychique est toujours apparente ; l'hébétude, la mobilité des yeux, l'obstination n'ont pas varié.

Novembre. — Même état sans modification d'aucune sorte.

Nous avons, par mesure de précaution, revêtu G... de la camisole de force avant de procéder à nos observations thermométriques, que l'on trouvera aux tableaux A, C, D, obs. VI. Les pulsations et les inspirations correspondantes sont fournies par le tableau B, obs. VI.

Observation VII.

Stupidité à la suite de fièvre typhoïde. — Acte impulsif. — Sécrétion salivaire abondante précédant la guérison. — Etat psychologique connu par déposition du malade.

C... (François), cultivateur, 26 ans, taille élevée, constitution un peu grêle, a été conduit à l'Asile le 17 avril 1878. Les certificats médicaux portent qu'à son entrée à l'Asile, C.... était atteint de manie, dont les paroxysmes étaient suivis de plusieurs jours de calme parfait. On n'avait pu recueillir aucun renseignement sur ses antécédents, ni sur sa famille. Ce malade, arrivé à la guérison, a rempli cette lacune; il nous a raconté que sa mère était sujette aux migraines et aux névralgies. Son père était mort depuis plusieurs années à la suite d'une fièvre typhoïde. Lui-même, atteint de cette maladie, est resté au lit pendant deux mois, après lesquels il peut se lever, bien qu'il eût conservé un mal de tête continuel; il se rappelle que quelques jours après, il parcourait les campagnes, s'agenouillant auprès des croix qu'il rencontrait et faisant de longs trajets pour visiter les églises. Il restait quelquefois dehors pendant la nuit, et c'est sans doute pour mettre un terme à ces pérégrinations qu'on le fit conduire ici. Voici dans quel état nous l'avons trouvé le 1er mai 1878, époque où a pu commencer notre observation :

Assis sur un banc, le corps plié en deux, la tête fléchie sur la poitrine, les mains froides, cyanosées, reposant sur les genoux, C... présente une physionomie hébétée, des yeux chassieux et complètement fermés. Le corps est très-maigre (la stupidité a succédé à la fièvre typhoïde), la stupeur profonde, le mutisme absolu, l'immobilité complète. Si on essaie de lui relever la tête, il n'oppose aucune résistance, mais on ne peut lui arracher un seul mot. On est obligé de le faire manger, il satisfait à ses besoins naturels.

Juin. — La situation n'a pas varié ; la stupeur est la même, le mutisme et l'immobilité sont toujours absolus. Il n'y aurait rien de particulier à noter, si le fait suivant ne s'était produit le 17, à une heure de l'après-midi ; sortant de son inertie, il s'est levé et a donné un soufflet au gardien, puis il a repris sa posture habituelle. Il continue de prendre les aliments qu'on lui donne à la cuiller, mais il serait incapable de les réclamer si on venait à oublier de le faire manger.

Juillet. — C... a toujours les yeux fermés. Nous avons constaté que la lumière détermine la contraction des pupilles, qui sont égales. Les piqûres d'épingle sur les membres n'ont déterminé aucune plainte, elles ont produit un léger mouvement qui nous a prouvé que la sensibilité physique n'était pas complètement abolie.

Août. — Même état physique et mental, sans modification d'aucune sorte, même attitude, même passivité, etc.

2 septembre. Pour la première fois, le malade a refusé les aliments ; il n'accuse aucun état fébrile, nous lui donnons une douche. Soit que la douche ait produit son effet, soit que les raisons qui avaient fait refuser la veille la nourriture n'existent plus, C... recommence à manger dans les conditions habituelles. Il n'y a, du reste, aucun changement. La peau a un teint cachectique.

Le 21. Le malade relève la tête, maintient toujours les yeux fermés ; il les ouvre à demi quand on l'interroge, mais il ne répond rien, le mutisme est le même.

7 octobre. Le malade a répondu par un oui, faiblement articulé, il est vrai, à l'appellation de son nom. Il mange seul, la stupeur est moins profonde. Les jours suivants, l'amélioration se développe. C... répond par monosyllabes d'abord aux

questions qu'on lui fait, puis enfin vers la fin du mois il se promène dans la salle et cherche même à se rendre utile. L'état physique participe à cet heureux changement : la maigreur disparaît, la peau reprend sa couleur normale, toutes les fonctions de l'économie reprennent leur activité. Enfin le 23 novembre, le sieur C... sort de l'Asile par guérison.

Ce malade a présenté dans la dernière quinzaine de septembre une sécrétion salivaire extrêmement abondante; le plancher était mouillé autour de lui, sur une surface considérable, et nous nous sommes assuré que cela provenait uniquement de la salive qu'il rendait à pleine bouche. Sachant, d'après l'observation de M. Dagonet, que ce signe est d'un fâcheux augure, nous le regardions déjà comme le précurseur de la démence ; la guérison qui est survenue le mois suivant nous a prouvé que cette interprétation souffrait des exceptions puisque dans ce cas cette sécrétion anormale a paru critique.

La guérison étant définitive, nous avons interrogé le malade pour connaître l'état psychologique dans lequel il se trouvait pendant sa maladie. C'est le résumé de ses réponses que nous avons reproduit à la page 17 de ce travail. Les tableaux A, B, C, D, obs. VII, font connaître l'état de la température ainsi que le nombre des inspirations et des pulsations.

Observation VIII.

Stupidité déterminée par causes morales. — Tremblement musculaire. — Délire de nature triste. — Hallucinations effrayantes rapportées par le malade après sa guérison.

L... (François), 38 ans, taille élevée, constitution robuste, a reçu une certaine instruction ; il a été pris de stupidité à la suite de chagrins domestiques (mort de sa femme, de sa sœur, de sa mère : voir la lettre écrite par lui-même, page 24).

Mai. — Prostration complète; assis sur un banc, la tête fléchie, le menton sur le sternum, le malade garde une immobilité de statue. L'œil est hagard ou effrayé, les mains froides, à demi fermées, reposent sur le banc de chaque côté du corps; les traits du visage sont tirés, contractés, la physionomie exprime la souffrance. Le mutisme est absolu et tous les moyens employés pour le faire cesser restent sans résultat. Il est complètement mort au monde extérieur, la vie de relation est anéantie. On est obligé de le faire manger; il accepte machinalement les aliments qu'on lui donne. La constipation est opiniâtre, les purgatifs n'agissent que momentanément. Nous le traitons par les toniques et l'hydrothérapie.

Juin. — Même état de stupeur. La peau du visage prend une teinte terreuse. Amaigrissement marqué. Malpropre parfois, on lui met la robe. Le regard a la même expression de frayeur, le mutisme est le même. L... est dans un état d'anéantissement physique et moral.

Juillet. — Lorsqu'on force le malade à se lever, on y arrive en l'aidant; les ordres qu'on lui donne dans ce sens sont non avenus, il est pris d'un tremblement intense qui agite tout son corps et qui dure tout le temps qu'il reste debout. Les jambes sont bleuâtres et variqueuses, on constate un peu d'empâtement au niveau des malléoles, la bouche est fermée la plupart du temps et retient la salive. A trois reprises différentes, il refuse de prendre de la nourriture, puis il accepte de nouveau les aliments qu'on lui présente. Les selles sont toujours involontaires par moments. Lorsque après avoir fait lever le malade nous appliquons nos thermomètres autour de la tête pour prendre la température cérébrale, le même tremblement général constaté déjà se reproduit, et nous sommes obligé de suspendre l'opération que nous parvenons cependant à mener à bonne fin en le laissant assis. Le même fait s'est renouvelé toutes les fois que nous avons répété nos expériences.

Septembre. — Au commencement de ce mois, la prostration paraît moindre. Le mutisme existe toujours, mais lorsqu'on appelle le malade, il ouvre largement les yeux, sans regarder toutefois la personne qui lui parle; la tête se redresse.

L... prend lui-même sa nourriture et satisfait à ses besoins naturels.

Enfin, vers la fin de septembre, la stupeur se dissipe peu à peu, le malade répond par monosyllabes aux questions qu'on lui fait. Il y a un commencement d'activité, la volonté se manifeste.

Octobre. — Le mieux continue et se développe; l'intelligence revient, les réponses sont nettes et précises, le tremblement tend à disparaître. Vers la fin du mois, la guérison s'affirme, le malade se promène et s'occupe. Il parle de ses enfants et demande à écrire à sa famille. L'état physique s'est considérablement amélioré, l'amaigrissement a disparu, l'appétit est très grand. C'est au commencement de novembre que nous lui demandons de mettre par écrit les sensations qu'il a éprouvées ; il nous remet la lettre que nous avons reproduite à la page 24.

Les tableaux A, B, C, D, obs. VIII, nous donnent les diverses températures que nous avons constatées ainsi que le nombre des pulsations et des inspirations.

Paris. — Typ. A. PARENT, rue Monsieur-le-Prince, 29-31.

www.ingramcontent.com/pod-product-compliance
Ingram Content Group UK Ltd.
Pitfield, Milton Keynes, MK11 3LW, UK
UKHW020416230726
13925UKWH00004B/1461

9 782014 070262